Masaru Emoto

Die Antwort des Wassers

Masaru Emoto

Die Antwort des Wassers

Band 2

KOHA

Original Japanese edition published by
Sunmark Publishing Inc., Tokio, Japan
German translation rights arranged with
Sunmark Publishing Inc. Tokio through
InterRights Inc. Tokio

Aus dem Japanischen von Dr. Monika Wacker
 – 3. Auflage 2019
Lektorat: Delia Rösel
Druck: CPI Books GmbH
ISBN 978-3-86728-187-4

Inhalt

Einleitung 6

Prolog 9

Kapitel 1:
Die Wellenlänge auf das Glück einstellen 22

Kapitel 2: 71
Die Melodie des Heilens, die das Wasser uns spielt

Kapitel 3: 92
Das Abenteuer des Flusses – die Reise des Wassers

Kapitel 4: 108
Schwingungen und ihre seltsame Welt

Kapitel 5: 161
Wenn das Gebet das Wasser erreicht

Epilog 184

Anhang 189

Einleitung

Der erste Band von »Die Antwort des Wassers« hat dank Ihrer Hilfe sehr viele Sympathien gewonnen und wurde zu einem Langzeit-Bestseller. Außerdem wurde er nicht nur in Japan, sondern auch zum Beispiel in Deutschland und Korea veröffentlicht und verbreitete sich weltweit.
Auch dem 1999 veröffentlichten Wasserkristall-Bildband »Die Botschaft des Wassers« (Koha-Verlag) erging es so; diese Bücher besitzen tatsächlich eine seltsame Kraft. Früher oder später läuft das Buch von selbst und es geht sogar zunächst einmal besser im fernen Ausland, um dort – wie ein ins Wasser geworfener Kieselstein – seine Kreise zu ziehen. Es versetzt vielen Menschen einen angenehmen Kulturschock. Als Autor werde ich von ihnen eingeladen und bereise nun diese Länder. Und wenn ich bei ihnen bin, sind sie so zuvorkommend und bereiten bereits meinen nächsten Aufenthaltsort vor.
Es ist beinahe so, als würde ich von den Wasserfeen geführt. Ich weiß nicht warum, doch es scheint so, als ob ich bei ihnen beliebt sei. Die Wasserfeen – ich kann ihre immerzu in der Luft glitzernd herumtanzenden Gestalten deutlich sehen. Manchmal spreche ich sie auch an, dann freuen sie sich und versammeln sich, um eine Wolke zu bilden, oder sie verstreuen sich schnell und lösen somit eine Wolke auf.
Auch jetzt fühle ich mich von den Wassergeistern geführt. Meine ursprüngliche Beschäftigung mit dem Wasser begann jedoch mit einem beängstigenden Erlebnis.
Ich bin in einem höher gelegenen Stadtteil an der Küste von Yokohama geboren, und wenn man von unserem Haus aus direkt den Hang hinunterlief, war man gleich am Meer. Dort gab es einen

flachen Strand und bei Ebbe zog sich der Sandstrand sehr weit hin. Ich war oft dort, um kleine Miesmuscheln, Venusmuscheln oder Trogmuscheln zu sammeln.

Bei Flut jedoch veränderte sich das Meer grundlegend.

Eines Tages wurde ich – damals ein Sechs- oder Siebenjähriger – von einem solchen, wilden Meer weggespült. Ich war mit dem zwei Jahre älteren Nachbarsjungen zum Schwimmen gegangen, an eine tiefe Stelle geraten und fast ertrunken. Es war meine erste derartige Erfahrung – ich war nur zehn Meter vom Strand entfernt, aber ich konnte nicht mehr stehen. Die Angst lähmte uns am ganzen Körper und wir strampelten mit aller Kraft. Doch je mehr wir strampelten, desto tiefer wurden wir gezogen. Wir schluckten viel Wasser und als wir schon dachten, dass jetzt alles aus sei, näherte sich ein Boot und wir wurden gerettet.

Wieder zu Hause angekommen berichtete ich meiner Mutter mein Erlebnis, sie verstand viel vom Schwimmen und vom Wasser und erklärte es mir mit folgenden Worten:

»Selbst wenn man den Körper aufgibt, mag es doch einen Hoffnungsschimmer geben. Man darf sich nicht gegen das Wasser wenden, vertraue deinen Körper der Strömung an. Wenn du das tust, trägt dich das Wasser ganz natürlich zu einer seichten Stelle.«

Diese Worte haben sich tief in mein Herz eingeprägt und wurden mein Lebensmotto. Seitdem stelle ich mich nicht mehr gegen die Strömung und habe angefangen, mein Leben so zu leben, dass ich die Dinge nehme, wie sie sind. Wenn ich ans Meer oder ins Schwimmbad gehe, schwimme ich auf dem Rücken, treibe anstrengungslos auf der Wasseroberfläche. Und in einem solchen Zustand habe ich die Wasserfeen in Gestalt von winzigen, glitzernden Wasserkörnchen wahrgenommen.

Dass ich mir die Methode ausdachte, mit der man Wasser gefriert und dann die Wasserkristalle fotografiert, und diesen Versuch dann auch in die Tat umsetzte, kommt sicher auch daher, dass ich

mit einer solchen Strömung ging. Die Wasserfeen haben mir ihre Kraft verliehen. Solange ich so lebe, wie ich es jetzt tue, werden sie mich sicherlich führen und noch verschiedene Dinge lehren. Auch das Buch »Die Antwort des Wassers, Bd. 1« ist ein Werk, das aus einer solchen Strömung entstanden ist. Und ich denke, dass auch Sie, liebe Leserin und lieber Leser, diese angenehme Strömung entdeckt haben, da viele von Ihnen mir seit Erscheinen des Buches Worte des Dankes und der Begeisterung sowie ermunternde Worte ausgesprochen haben.
Auch jetzt noch führe ich »das Gespräch mit dem Wasser« fort. Die Wasserkristallfotografien lehren uns sehr viele wichtige Dinge. Das Leben im Rhythmus des Lebens und mit der natürlichen Strömung, das Vererben der Erde, so schön wie sie ist, an die nächste Generation, die Liebe, das Beten ...
Die verschiedensten Botschaften des Wassers, die es uns vermittelt, habe ich versucht, in dieses Buch hineinzubringen.
Ich glaube, es ist ein ziemlich gutes Buch geworden. Es gäbe nichts Schöneres für mich, als wenn dieses Buch in Ihren Herzen auch nur ein kleines Wellenmuster auslösen würde.

Zum Schluss möchte ich, angefangen bei Herrn Satô Ryûsei vom Lektorat des Sunmark Verlages, der dieses Buch herausgegeben hat, allen damit befassten Menschen danken und gleichzeitig den Angestellten meiner Firma IHM, die im immer kalten Kühlraum die Wasserkristalle fotografieren, ein großes Dankeschön aussprechen.

November 2002

Masaru Emoto

Prolog

Das All – Stille – unendlich weite, stille Welt.
Aus weiter Ferne, von weit, weit her sind sie gekommen. Hunderte, tausende von Eisklumpen. Sie schweben durchs All und beschreiben zwischen den Planeten einen großen Bogen. Auch eine solch lange Reise durch das All geht irgendwann einmal zu Ende.
Die Erde – türkisblaue Farbe – blendendes Glitzern.
Sie nähern sich. Sobald sie in die Atmosphäre eintreten, werden die Eisklumpen allmählich kleiner und breiten sich dünn wie Papierschnipsel und Nebelschwaden aus. Im Fallen werden sie schließlich wieder zu winzigen Eiskörnern und fallen zur Erde hinab.
Wolken – in den Himmel gemalte, weiße Kunst. Eine Kunst, die von Sekunde zu Sekunde ihre Form verändert.
Wenn sie auf ihrem Weg zur Erde einen gewissen Punkt erreichen, werden die Eiskörner wieder zu einem dünnen Nebelvorhang, der sich im Himmel ausbreitet: Der Himmel wird vollständig mit einem weißen Teppich ausgelegt. Es ist die Geburt der Wolken.
Regen – Wassertropfen, die die Bäume, Gräser und Blumen benetzen.
Der auf die Erde herabfließende Regen verwischt alles: Wälder – Steppen – Blumen. Das Wasser erreicht die Erdoberfläche, dringt in die Erde ein und nach langen Jahren wird es schließlich zu vielfältigen, zwischen den Felsen hervorsprudelnden Quellen und taucht in dieser Form wieder an der Erdoberfläche auf.
Der Fluss – schäumende Gischt – männlich starke Strömung.
Er gräbt sich sein Flussbett, führt Erde und Schlamm mit sich.
Flüsse, die sich durch die Wildnis winden – Flüsse, die das Leben mit sich tragen.

Sandstrand – blauer Himmel – das glitzernde Meer, das die Sonne reflektiert – weiße Wellen branden an den Strand.
Vor Jahrmillionen begann hier das gesamte Leben. Das Meer gebar das Leben, brachte das Leben ans Land. Ein neues Zeitalter begann – es war die Geburt der lebendigen Zivilisationen der Erde.
Morgendunst – grüne Blätter – der an den Blattadern entlang fließende und zu Boden tropfende Tau.
Die reinste und schönste Form des Wassers. Die morgendlich frische Luft steigt als Nebel auf, die Wassertropfen verdunsten und bilden den Morgennebel, der unsere Augen erfreut.
Brunnenwasser – frisch und kühl – Kinderlachen.
Wir sitzen auf der Veranda und essen eine Wassermelone. Die Frucht hat viel Wasser von der Erdoberfläche aufgesogen und gibt uns einen süßen Fruchtsaft. Das kühle, wohlschmeckende Nass des Brunnens. Nostalgische Gedanken an die Zeit, als Wasser und Mensch noch freundschaftlich miteinander lebten.
Dem Meer abgerungenes Land – Kamine – schwarzer Ruß – zerbeulte, weggeworfene Plastikflaschen.
Eines Tages scheint der Mensch den Wert des Wassers vergessen zu haben. Brunnenwasser und Quellen wurden durch und durch verschmutzt. Auch das Wasser aus den Wasserleitungen kann man nicht mehr trinken. Man setzt letzte Hoffnungen in das, in Plastikflaschen abgefüllte Wasser.
Eine neue Welt – ein neuer Krieg – die Hoffnung ist zerstört.
Die Wasserverschmutzung war vielleicht auch eine Verschmutzung unserer Herzen. Es sieht so aus, als ob die moderne Zivilisation in einer Sackgasse stecken würde. Wohin wird die Welt sich nun wenden?
Wasserkristalle – das Glitzern der Kristalle – eine neue Hoffnung, der Beginn eines neuen Abenteuers …
Ganz sicher hat mein früheres Buch »Die Antwort des Wassers« etwas in Ihre Herzen eingepflanzt. Gleich nachdem ich dieses

Buch veröffentlicht hatte, bekam ich von sehr vielen Lesern die unterschiedlichsten Reaktionen.
Viele drückten aus, wie erstaunt und tief berührt sie davon waren, wie die Wahrheit der Natur durch die Wasserkristalle sichtbare Formen annimmt und viele haben mir auch ihren Dank ausgesprochen.
»Dies ist das beste Buch, das ich seit meiner Geburt gelesen habe. Ich bin dankbar dafür, dass ich diesem fast wie in Licht eingetauchten Buch begegnet bin. Es ist der größte Schatz meines Lebens geworden.« So stand es auf einer von einer Frau geschickten Postkarte.
Außerdem habe ich von einem Mann die folgenden Dankesworte geschickt bekommen: »Ich war sehr erstaunt, wie man Wahrheit in eine sichtbare Form bringen kann. Ich war sehr gerührt und habe es mit dem Herzen verstanden. Die Ergebnisse der alten Lehren und Gebete, die uns die Religionen überliefert haben, darf man nicht einfach als Irrglauben abtun. Sie haben mir gezeigt, dass sie vielmehr Ergebnisse sind, die auf der Wahrheit des Universums basieren.«
Ich habe auch die folgende frohe Nachricht erhalten: »Mein 76-jähriger Vater sagte: ›Dies ist das einzige Buch aus den vielen von anderen empfohlenen Büchern, das es sich zu lesen gelohnt hat‹. Es ist eine Begegnung, die das Menschenbild verändern kann. Danke!«
Wenn ich nun jeden dieser, von Ihnen erhaltenen Sätze dem Wasser zeigen und dieses dann gefrieren würde, könnte ich sicher in der ganzen Welt schöne Kristalle erzeugen.
Das beruht bestimmt auf der Unterstützung, die ich von den Wasserkristallen erhalte. Die Menschen werden von dieser Schönheit tief berührt, sie kommen in Resonanz, treten miteinander in Verbindung und teilen einander ihre Begeisterung mit.
»Da ich so sehr begeistert war, habe ich mehr als zehn Menschen angerufen, selbst drei Exemplare des Buches gekauft und ver-

schenkt«, sagte mir jemand, und es gab ein Paar, das sich zwei Exemplare kaufte, um gleichzeitig darin lesen zu können. Es hat mich auch heiter gestimmt, als ich erfuhr, dass eine junge Frau das Buch zum »Weißen Tag« (14. März, an dem die Männer den Frauen meist weiße Schokolade schenken, von denen sie zum Valentinstag etwas – Pralinen oder Schokolade – erhalten haben, A.d.Ü.) geschenkt bekommen hatte.

Als wäre ein Blatt auf die Wasseroberfläche gefallen, genauso wird dieser Gedanke still und leise, aber mit einer Gewissheit Wellen verursachen, die sich allmählich ausbreiten.

Im Ausland ist das ebenso. Ich bereise europäische Länder wie Deutschland, die Schweiz, Österreich, die Niederlande, Großbritannien, Frankreich, Italien, reise nach Amerika und Kanada, aber auch in südamerikanische Länder wie Costa Rica, Uruguay, Ecuador und Brasilien und bis nach Australien, Korea, in die Philippinen und nach Taiwan, um Vorträge zu halten, und überall werde ich wärmstens empfangen.

Im Juni 2002 hatte ich auch die Gelegenheit an einem Seminar teilzunehmen, das von der griechisch-orthodoxen Kirche auf einem Luxusdampfer auf der Adria veranstaltet wurde. Es hatten sich aus allen Ländern der Welt religiöse Führer und Naturwissenschaftler versammelt, und während wir verschiedene Häfen in Griechenland, Albanien, Montenegro, Slowenien und Italien ansteuerten, fand das Symposium statt.

Diese Veranstaltung mit dem Titel »Internationales Symposium über Religion, Naturwissenschaften und Umwelt« fand das vierte Mal statt und da die führenden Naturwissenschaftler der Welt teilnahmen, standen die Teilnehmerliste und das Programm schon lange im Voraus fest.

Aber eine griechische Veranstalterin, die zufällig etwa drei Monate vorher von meiner Tochter den Bildband gezeigt bekommen hatte, war der Anlass dafür, dass ich eiligst eingeladen wurde.

Ich konnte einen Diavortrag halten und erhielt viel Reaktion und großen Applaus. Es war mir außerdem eine große Freude auch Dr. Rupert Sheldrake – von dem ich schon geschrieben habe – wieder treffen zu können.
Die Gefühle der vielen Menschen, die die Wasserkristalle gesehen haben, fließen über, Begeisterung ruft Begeisterung hervor und es scheint, es ist ein Fluss von Mensch zu Mensch entstanden. Dieser fließt still, aber mit großer Kraft und erinnert an das Strömen eines großen Flusses.

Vielleicht kann man es auch so ausdrücken: Die Wasserkristalle haben die in der unerbittlichen, modernen Zivilisation ausgetrockneten Herzen der Menschen mit Feuchtigkeit benetzt. Auch haben sie die Menschen, die das Funkeln des Lebens verloren hatten, und ihre Zivilisation wieder belebt. Aber vor allem denke ich, wie wunderbar es ist, dass durch die Wasserkristallfotografien in und zwischen den Menschen auf der ganzen Welt eine wellenförmige Bewegung entstanden ist.
Ich habe es in meinem vorherigen Buch bereits geschrieben, das, was man Leben nennt, ist eine fließende Bewegung. Baut man einen Damm und staut den Fluss auf, so stirbt er. Auch der Mensch stirbt, wenn irgendwo der Blutkreislauf blockiert wird. Das Gleiche trifft auch auf Straßenzüge und Länder zu. Vor Kurzem hatte ich die Gelegenheit, in Berlin einen Vortrag zu halten. In der großen Aula einer technischen Universität hatten sich mehr als tausend Menschen versammelt.
Wie Sie sicher wissen, wurde in Berlin plötzlich eines Tages eine Mauer gebaut und ganze Straßenzüge wurden unterbrochen. Hier habe ich Folgendes erzählt:
»Die vollständige Abschottung eines Straßenzuges oder eines Landes – aus welchen Gründen auch immer – dürfen nicht geschehen. Das ist so, als ob man unseren Körper in zwei Hälften zerteilen

würde. Wenn man so etwas täte, was würde dann wohl geschehen? Für das Wasser ist es am besten, wenn es dahin fließen kann, wohin es will. Wie viele Menschenleben fielen dem Bau der Berliner Mauer im Jahre 1961 zum Opfer? Wie vielen Menschen wurden die Träume und Hoffnungen zertrampelt?
Und dann, 28 Jahre später, wurde endlich die Mauer zerstört und das Wasser begann wieder zu fließen. Viele Millionen Menschen konnten wieder an die Orte gehen, zu denen sie wollten. Das ist das Prinzip der Natur. Und warum? Weil der Mensch Wasser ist. Unser Körper besteht zu siebzig Prozent aus Wasser. In diesem Sinne sind alle Menschen auf der Welt gleich. Deshalb darf es nicht geschehen, dass durch politische Meinungen und Ideologien das Leben des Menschen aufgestaut wird. Der Mensch muss – wie das Wasser – immer im Fluss sein.«
Als ich diese Rede beendet hatte, gab es eine Veränderung im Saal. Ich fühlte, wie etwas sich anbahnte. Das ist die Welle. Einer nach dem anderen standen die Menschen auf und klatschten so stürmischen Beifall, dass ihnen die Hände geschmerzt haben mussten. Es war eine großartige Standing Ovation.
Diese Begeisterung und das Mitgefühl verbreiteten sich unter den Menschen, wurden zu einer immer größeren Welle, die den Saal verschluckte, und sie vergrößerte sich immer noch mehr.
Sehnsucht nach dem Frieden, Gebete für die geliebten Menschen – für solche Gedanken existieren keine Grenzen. Dadurch, dass sie Unterschiede in der Hautfarbe und der Sprache überwinden und die Herzen in Einklang miteinander bringen, können sie neue Wellen erzeugen.
Das Abenteuer, das in einem Kristall eines winzigen, einzelnen Wassertropfens begann, verbindet auf diese Weise die Menschen in allen Ländern der Welt und entwickelt sich allmählich zu einem globalen Ereignis.
Die Wasserkristallfotografien befinden sich im tiefsten Inneren

der Menschenherzen und schwingen im Einklang mit dem reinsten und heiligsten Teil in uns.

Wenn sich die Tore der Herzen öffnen und Liebe, Dankbarkeit und die Sehnsucht nach Frieden sich im Überfluss ergießen, ist das der Beginn eines neuen Abenteuers.

Es gibt etwas, das ich Ihnen, verehrte Leserin, verehrter Leser, mit diesem Buch und durch die Fotografien der gefrorenen Wasserkristalle mitteilen möchte: Es ist die Kraft des »Gebetes«.

»Danke«, »wie lieb!«, »das ist wirklich schön!«, »Liebe, Dankbarkeit« – als ich dem Wasser solche Worte zeigte, nahmen seine Kristalle wunderschöne Formen an.

Was bedeutet das?

Es scheint, als ob unsere Herzen alle möglichen Dinge beeinflussen und eine neue Welt erschaffen.

Das menschliche Herz hat eine wunderbare Kraft. Wünsche werden wahr – das ist etwas, das ich bereits mehrmals gesagt habe, aber – es war das Wasser, das uns diese Tatsache in einer sichtbaren Form gezeigt hat.

Allerdings ist das ein zweischneidiges Schwert. Wenn Sie sich alle von Herzen wünschen würden, dass die Welt unterginge, würde das ganz sicher auch Wirklichkeit werden.

Seitdem viele Menschen auf der ganzen Welt die Wasserkristalle sehen können, ist in der Welt Verschiedenes passiert.

Wir haben zusehen müssen, wie riesige Hochhäuser, die Symbole der Zivilisation und des Wohlstandes, in sich zusammenfielen. Ein neuer Krieg ist ausgebrochen. Unter den Trümmern der zerstörten Häuser wurden viele Menschen begraben. Die Trauer löst Einsamkeit aus und die Einsamkeit löst erneute Trauer aus, die sich wie fallende Dominosteine in der Welt ausbreitet.

Aufschreiende Menschen, verzweifelt den Boden anstarrende Menschen, Menschen, die zum Himmel beten. Sind ihre glühenden Gebete vielleicht verhallt?

Mir scheint, dass wir Menschen jetzt in eine Zeit kommen, in der wir etwas Wichtiges, das wir vergessen haben, zurückholen müssen. Es ist vielleicht die letzte Chance. Es scheint mir, als ob die Wasserkristalle uns inständig anflehen, dies zu tun.
In der heutigen Zeit ziehen die Bilder von den Wasserkristallen die Menschen wie magisch an, nicht nur in Japan, sondern in der ganzen Welt. Ich glaube nicht, dass das Zufall ist.
Auch in mir selbst, der ich aus dem Wunsch heraus, der Wahrheit des Universums auch nur ein kleines Stückchen näher zu kommen, mit der Erforschung des Wassers begonnen habe, fing irgendwann einmal das große Thema an, sich zu entfalten.
Es ist der Wunsch, durch das Wasser dem Weltfrieden näher zu kommen.
Das strahlende Lächeln der Menschen in aller Welt, der begeisterte Gesichtsausdruck – sie alle sehen für mich wie glitzernde Kristalle aus. Ist nicht die Erde, auf der solche Menschen leben, ebenfalls ein wunderschöner, funkelnder Kristall, der im Universum schwebt?
Von den Wasserkristallen zum Weltfrieden – das könnte man für großspurig und lächerlich halten. Doch ich möchte mich, Schritt für Schritt, stetig der Verwirklichung dieses Traumes nähern.

Was die Wasserkristalle uns zeigen ist ein anderes Gesicht dieses Universums. Das Wasser wechselt frei zwischen den verschiedensten Gesichtern und erzählt uns davon, wie das Universum aufgebaut ist.
Das ist die Welt eines Augenblicks, der unter harten Bedingungen geschaffen wird. Die Wassertropfen in fünfzig Schalen werden bei minus 25°C etwa zweieinhalb Stunden gefroren und bilden runde Eiskörner. Diese werden bei einer Raumtemperatur von minus 5°C unter dem Mikroskop in zweihundertfacher Vergrößerung betrachtet.

Der Kristall ist nur zwei Minuten lang zu sehen. In dieser Zeit wächst er aus dem kaum wahrnehmbaren, kleinen, weißen Eiskorn, bildet seine sechseckige Form aus und schmilzt dann schließlich. Das ist die phantastische Welt, die uns das Wasser zeigt. Nur für eine kurze Zeit stehen die Tore zu einer anderen Dimension offen. Jeder Mensch, der die Wasserkristallfotografien gesehen hat, wird von ihrer seltsamen Schönheit bezaubert. Es ist fast so wie im Kaleidoskop, durch das wir in unserer Kindheit geschaut haben, und durch das wir für einen Moment in eine andere Welt entführt wurden.

Die Welt, von der uns die Wasserkristallfotografien einen Blick erhaschen lässt, das ist die unsichtbare Welt der »Wellen«.

Was sind Wellen? Hier wollen wir kurz wiederholen, was ich in meinen früheren Büchern bereits geschrieben hatte. Wenn ich die Wellenbewegungen erkläre, benutze ich drei Schlüsselworte. Das erste davon ist »Schwingung«.

Das bedeutet, alles im Universum schwingt mit der ihm eigenen Frequenz, die man als Welle begreifen kann. Dank der Quantenmechanik gehört es bereits zum Allgemeinwissen, dass alle Stoffe sowohl Teilchen als auch Wellen »sind«.

Das heißt wiederum, dass – sei es nun ein Lebewesen, sei es nun ein Metall – alles, was man sehen und berühren kann, schwingt und seine eigene Frequenz ausstrahlt.

Und nicht nur das. Die Worte aus unserem Mund, die geschriebenen Zeichen, die gemalten Bilder, bis hin zu den Fotografien – jedes für sich besitzt eine eigene Schwingung.

So etwas ist unter Umständen nicht so einfach zu verstehen. Aber vielleicht ist Ihnen das Folgende bereits bekannt?

Es gibt Menschen, die, obwohl sie blind sind, Farben sehen können. Wenn sie die Dinge mit ihrer Hand berühren, sollen sie die Farbe als Gefühl wahrnehmen können. Hat der berührte Gegenstand eine warme oder eine kühle Farbe? Eine lebhafte oder eine ruhige

Farbe? So wie wir Wärme und Textur eines Gegenstandes fühlen, so fühlen sie über die Haut die Farbe.
Solche Menschen dürften wohl die Farbe als Wellenbewegung erspüren. Jede Farbe hat ihre eigene Wellenlänge, mit der sie diese Information ausstrahlt.
Genauso verhält es sich mit Buchstaben und Zeichen. Unter den Menschen, von denen es heißt, sie hätten übernatürliche Kräfte, gibt es welche, die mit verbundenen Augen und nur durch die Berührung mit der Hand Buchstaben »lesen« und einen Brief sogar noch im Umschlag »lesen« können. Bedenkt man, dass alles auch Welle, Schwingung ist, so kann man etwas Derartiges nicht mehr als eine außersinnliche Wahrnehmung bezeichnen.
Warum gibt es eine Veränderung bei den Wasserkristallen, selbst wenn man nur ein auf ein Blatt Papier geschriebenes Wort an eine Flasche klebt oder das Wasser auf eine Fotografie stellt?
Das Wasser erspürt die Schwingungen ganz genau und merkt sie sich.
Ja, das Wasser hat tatsächlich Sinneswahrnehmungen.
Das zweite Schlüsselwort zur Erklärung der Schwingung ist »Resonanz«.
Resonanz ist, einfach ausgedrückt, die Tatsache, dass es bei der Information in Form von Schwingung einen Sender und einen Empfänger geben muss. Erst dadurch entsteht Informationsübertragung.
Wenn man sich unterhalten will, kann man so oft anrufen wie man will, wenn der Gesprächspartner den Hörer nicht abnimmt, kommt das Gespräch nicht zustande. Wenn es keinen Empfänger gibt, wird die Information nicht übertragen. In Japan gibt es von alters her den Ausdruck »geistig und körperlich im Einklang sein bei einer gemeinsamen Aktivität«, das weist auch darauf hin, wie wichtig es ist, dass sich Sender und Empfänger in Resonanz befinden.

Das Phänomen der Resonanz kann man im Alltag bei verschiedenen Gelegenheiten beobachten.
Wenn es zum Beispiel einen Menschen gibt, von dem Sie denken: »Diesen Menschen kann ich nicht leiden«, dann empfindet die andere Person auch Sie in neun von zehn Fällen als nicht angenehm. Was man sich insgeheim denkt, wird auf geheimnisvolle Weise weitergegeben. Genauso wird, wenn sie einem Menschen wohl gesonnen sind, meistens dieses Gefühl ebenfalls übertragen. Wenn Sie einen anderen Menschen lieben, werden diese Schwingungen auf jeden Fall dem anderen vermittelt. Ab dem Moment, in dem Sie sich verlieben, werden Sie zum Sender dieser Schwingung. In der unsichtbaren Welt findet normalerweise etwas Wunderbares statt, das man nicht mit Worten ausdrücken kann. Die Welt der Schwingungen kennen zu lernen, das ist auch das Kennenlernen des Wunderbaren im Leben.
Das dritte Schlüsselwort um die Schwingungen zu begreifen ist »das Phänomen des Spiegelbildes«.
Was bedeutet das »Spiegelbild«? Das heißt, dass die Mikrowelt die Makrowelt widerspiegelt und die Makrowelt die Mikrowelt in vergrößerter Form wiedergibt.
Die neun Planeten, die wohlgeordnet ihre Bahnen um die Sonne ziehen, das spiegelt die Elektronen, die den Atomkern umkreisen, auf der Ebene der Mikrowelt. Was sich im Körper des Menschen abspielt, kann man als Miniaturausgabe der Abläufe in der Mutter Natur bezeichnen.
Die Theorie der Fraktale sagt im Grunde genau das aus: Jeder Teil spiegelt das Ganze. Schaut man sich zum Beispiel Äste und Zweige eines Baumes an, sieht der Zweig an der äußersten Spitze genauso aus, wenngleich natürlich viel kleiner, wie ein Ast näher am Stamm. Das heißt, dass Äste und Zweige gleicher Form zusammengesetzt wurden, um die Silhouette eines Baumes zu schaffen. Das nennt man Fraktale. Fraktale kann man überall in der Natur

beobachten. Küstenlinien und die Windungen eines Flusses, selbst die Formen der Wolken bilden Fraktale.
Genauso ist es bei den Wasserkristallen. Warum bilden die Wasserkristalle wohl Sechsecke aus? Wenn sich die Wassermoleküle verbinden, sind sie in einer sechseckigen Struktur stabil. Natürlich ist diese sechseckige Struktur sehr klein und man kann sie nicht sehen. Man stellt sich vor, dass diese Sechsecke sich verbinden, um ein noch größeres Sechseck auszubilden und so weiter. Das heißt, dass die Anordnung der unsichtbar kleinen Moleküle und die unter dem Mikroskop sichtbaren Kristalle Fraktale bilden. Betrachtet man die Mikrowelt unter diesem Blickwinkel, so kann man die Makrowelt verstehen, und umgekehrt, schaut man sich die Makrowelt an, kann man Rückschlüsse auf die Mikrowelt ziehen.
Nun, bis hierher habe ich mit den drei Schlüsselbegriffen eine ziemlich einfache Erklärung der Schwingungen gegeben.
Noch eine Sache, das Wichtigste bei den Schwingungen ist, dass sie fließen. Buddha hat erkannt, dass dies ein universales Prinzip ist und es mit den Worten: »Alles vergeht, nichts ist beständig« ausgedrückt.
Betrachtet man dazu das Wasser, wird es klar. Gewöhnlich fließt es lebhaft dahin und da es sauber ist, lebt das Wasser. Das Wasser trägt die lebensnotwendigen Nährstoffe, es spült Verunreinigungen fort; es haucht allem Leben ein. Gemeinsam mit dem Wasser fließt alles. Selbst Ihr Leben, verehrte Leserin, verehrter Leser, wird mit dem Wasser gemeinsam geführt.
Jedwedes Ding, das die Natur geschaffen hat, fließt im Einklang mit einer Grundregel: Es wird geboren und es wird sterben. Der »Kreislauf« selbst ist ein Grundprinzip der Mutter Natur. Der einzige, der sich diesem Prinzip widersetzt, ist der Mensch. Er klammert sich an langweilige Begierden und seinen Stolz, beharrt auf seinen Ideologien und will nicht flexibel sein.
Die Ursachen für die verschiedenen Probleme, die jetzt vor uns

auftauchen, liegen in diesem Verhalten. Durch Habgier verursachte Kriege, das durch Hass verursachte Leid, die durch Desinteresse hervorgerufene Umweltverschmutzung – sind nicht alle diese Probleme dadurch entstanden, dass der Fluss der Natur umgeleitet oder aufgestaut wurde?
Diese vielen Probleme, die sich zu einem Berg aufgetürmt haben, müssen wir, jedes einzeln, mit großer Vorsicht, aber doch entschlossen lösen. Und was brauchen wir dafür wohl? Das ist der »Kreislauf«. Das ist das Schlüsselwort, das uns das zukünftige Zeitalter eröffnen wird.
Glücklich werden, die Liebe verbreiten, den Frieden wiederherstellen und die Erde wie einen Edelstein bewahren …
Alle Dinge entstehen aus dem Kreislauf. Das Wasser gibt uns alle Antworten. Wollen wir gemeinsam aufmerksam zuhören. Hören wir die Botschaft des Wassers. Und betrachten Sie bitte genau die phantastische, von den Wasserkristallen geschaffene Welt.
Irgendwann einmal werden Sie zum Wasser und zum natürlichen Fluss zurückkehren. Leichten Herzens und leichten Fußes – das ist ein unheimlich aufregendes Gefühl. Wenn Sie das erleben, entfaltet sich vor Ihren Augen eine noch nie gesehene, wunderschöne Aussicht. Das Fließen zögert nicht.
Fürchten Sie sich nicht davor, voranzuschreiten.
Sie selbst sind Wasser.

1

Die Wellenlänge auf das Glück einstellen

Das Leben des Menschen beginnt und endet (zumindest in Japan) beim Wasser.
Der Fötus im Bauch seiner Mutter durchlebt genau denselben Prozess der Evolution wie das Leben, als es vor langer, langer Zeit aus dem Meer geboren wurde. Die Moleküle des Fruchtwassers ähneln stark denen des Meereswassers. Der Fötus, der im Fruchtwasser zeitweise sogar Kiemen trägt, bereitet sich auf sein bald beginnendes Leben außerhalb des Mutterleibes vor.
Auch wenn der Mensch seine Aufgabe auf dieser Welt erfüllt hat, darf das Wasser nicht fehlen. In Japan gibt es den Brauch »das letzte Wasser zu geben«. Man saugt Wasser mit Wattebäuschen und Chrysanthemenblättern auf, um damit die Lippen des Verstorbenen zu befeuchten. In diesem Brauch steckt auch der Wunsch, dass doch irgendwie, dieses eine Mal, der Verstorbene wieder zum Leben erweckt werden könnte … Wasser ist das Leben selbst.
Solange wir leben, fließt das Wasser unermüdlich durch unseren Körper. Das Wasser erlebt das Aufblühen und Absterben aller Lebewesen und stattet sie mit der Essenz des Lebens aus.
Des Weiteren zeigt uns das Wasser in seinen Formen die Kostbarkeit des Lebens.
Wenn ich Wasser gefriere und die Wasserkristalle betrachte, erzählt die Gestalt der sich unter dem Mikroskop entfaltenden Blüte vom menschlichen Leben selbst.

Der neugeborene Kristall ist ein winzig kleiner Kern, der sein Gesicht im Eistropfen zeigt. Schließlich wächst er innerhalb von einigen Sekunden und bildet eine sechseckige Form. Während ich ihn unter dem Mikroskop betrachte, steigt die Temperatur des Eistropfens und so kann er auskristallisieren.
Hat der Kristall eine gewisse Größe erreicht, erscheinen an den sechs Ecken jeweils Schmuckstücke, so wie der Keim einer Pflanze wächst. Das könnte man als die Übergangszeit vom Kind zum Erwachsenen betrachten.
Schließlich entsteht, wie bei einer sorgfältig herausgearbeiteten Schnitzerei, um den Kristall herum ein herrlicher Rand und ein wohlgeformter, sechseckiger Kristall ist entstanden. Ist er bis zu diesem Stadium gediehen, so ist ein wundervoller Erwachsener entstanden. Nach kurzer Zeit verliert der bis dahin bis ins Detail ausgefeilte Formen aufweisende Kristall seine Kraft und beginnt zu schmelzen.
Von der Ausbildung des Kristalls bis zum Schmelzen vergehen etwa zwei Minuten. Innerhalb dieser kurzen Zeitspanne zeigt uns der Wasserkristall ein formvollendetes Wachstum und beendet sein Leben auf eine wunderbare Weise.
So gesehen übernimmt das Wasser seine charakteristische Rolle erst, wenn es geschmolzen ist. Vielleicht könnte man die Kristallform als ein einführendes Kapitel in das kommende Leben des Wassers bezeichnen.
Der Kristall ist am prächtigsten und schönsten genau in den wenigen Sekunden, in denen er sich anschickt zu schmelzen. Das heißt, der Kristall ist an seinem Lebensabend am schönsten. Lässt sich das nicht gleichermaßen vom Menschen sagen?
Ist nicht genau das, was man als das Rentenalter bezeichnet, die Zeit, in der der Mensch reif ist und die beste Ausstrahlung hat? Die harte Arbeit und die Erfahrungen, die Freundlichkeit und Liebe zum Menschen, die er bis dahin erfahren hat – all diese wichtigen

Dinge hat er gesammelt. Das Weitergeben dieser Erfahrungen an die junge Generation, welche das nächste Zeitalter prägt, das ist doch die Aufgabe der älteren Menschen.
Natürlich muss man in jungen Jahren entsprechend leben, damit man im Alter ein strahlendes Leben führen kann. Es erscheint mir wichtig, dass wir uns auf unser Leben im Alter vorbereiten, indem wir jeden einzelnen Tag auskosten, ihn voll leben und uns selbst entwickeln. Nur diejenigen, die so gelebt haben, können den Kristall eines tiefschürfenden und schönen Menschenlebens entfalten.
Das Menschenleben ist wie ein fließender Fluss. Da kommt es doch gelegentlich vor, dass man an einen großen Felsen stößt und Gischt aufwirbelt. Aber es gibt auch Zeiten, in denen man gut gelaunt und leichtfüßig durch ein Tal zwischen den Bergen dahinplätschert. Immer aber müssen wir weiterfließen.
Was können wir tun, um unser Leben glücklich zu verbringen? Ganz sicher weiß das Wasser die Antwort.
Dazu wollen wir uns einige Wasserkristallfotografien (S.33-64) ansehen. Der Wasserkristall besitzt zwar nur ein ganz kurzes Leben, doch das Wasser reagiert auf Worte und viele andere Informationen und vielleicht erwarten uns dadurch wunderbare Botschaften.

Wenn Sie das Wort »Glück« hören, was fällt Ihnen dazu als Erstes ein?
Ist es die Zeit, in der Ihre Liebe erwidert wurde? Ist es der Moment, in dem ein Kind geboren wurde? Wenn Sie eine Arbeit erfolgreich zu Ende gebracht haben oder wenn Sie am Wochenende im Park liegen und in den tiefblauen Himmel schauen?
Jedem Menschen wird wohl etwas anderes durch den Kopf gehen. Für jeden Menschen nimmt Glück eine andere Form an. Doch jeder Mensch dürfte sich ein von Glück erfülltes Leben wünschen.

Wenn Sie sich wünschen, dass Ihr Leben, hier und jetzt, glücklich sein möge, gibt es nur eine Methode, um das zu erreichen: die Anpassung an die »Schwingung des Glücks«.
Viele, die in dieser Welt Erfolg haben, können – mit anderen Worten, doch dem Sinne nach gleich – der Tatsache zustimmen, dass man von den Dingen positiv denken sollte. Denkt man an etwas Gutes, so geschieht etwas Gutes. Kommen Ihnen aber im Gegensatz dazu bei jeder Angelegenheit nur negative Gedanken und Unangenehmes in den Sinn, so werden sich ganz sicher Ereignisse einstellen, die Sie in Schwierigkeiten bringen. Das ist die Wirkungsweise der »Resonanz«.
Alles im Universum ist Schwingung und wird durch die Regeln der Schwingungen bewegt. Strahlen Sie also eine Frequenz des Glücks aus, sollte das Glück von selbst zu Ihnen kommen.
Doch leichter gesagt als getan: Wie soll man denn das anstellen: Sich auf die Frequenz des Glücks einstimmen?
Im Allgemeinen weiß man nicht so genau, was Glück ist. Das, was man für das Glück hielt, ist in Wirklichkeit vielleicht nur ein »Glücksgefühl« oder es ist vielleicht nur ein auf Sand gebautes Schloss, das sich bald auflöst, weil es sich auf Vergleiche mit anderen Menschen und dem, was diese haben, stützt.
Als ich einmal Deutschland besuchte, habe ich von meiner Tochter, die jetzt in den Niederlanden wohnt, die folgende Geschichte gehört. Nach dem Fall der Berliner Mauer erklärte ihr eine Freundin, die damals in Ostberlin lebte, die Situation.
»Der Mauerbau war für die Deutschen ein unglückliches Ereignis. Doch außer für die Familien, die getrennt weiterleben mussten, gab es keine Behinderungen im täglichen Leben, selbst wenn die Stadt in Ost und West geteilt war. Es war eher so, dass, weil man nicht auf die andere Seite der Mauer sehen konnte, die Menschen des Ostens in ihrem einfachen Leben auch so glücklich waren.

Als dann die Mauer fiel, brachte ihnen der Westen alle möglichen Güter. Das war für viele der Beginn des Unglücks.
Je mehr sie von den ganz neuen Waren zu sehen bekamen, desto mehr wollten sie sie auf irgendeine Weise erlangen. Aber sie waren arm und konnten sie sich unter keinen Umständen leisten.
Das Verlangen wurde nur immer stärker. Sie begannen sich nach der Zeit der Mauer zu sehnen, in der sie – obwohl sie arm waren – gut leben konnten, weil die Preise niedrig waren.
Der Staat war, ganz ohne den Willen der Bevölkerung, in zwei geteilt worden und er war wieder, ohne sie zu fragen, vereinigt worden. Der Fall der Mauer und die Vereinigung von Ost- und Westdeutschland wird in der modernen Geschichte als ein freudiges Ereignis betrachtet, es stimmt allerdings auch – und das ist die Kehrseite der Medaille –, dass es Menschen gibt, die nun ein Gefühl von Armut und Unfähigkeit haben.«
Ist das nicht eine Geschichte, die uns zum Nachdenken anregt? Sobald der Mensch beginnt, seine eigenen Verhältnisse mit denen anderer zu vergleichen, scheint er sich irgendwann unausweichlich auf die Frequenz des Unglücks einzustellen.

Ich glaube, solange man das Glück außerhalb von sich selbst sucht, kann man nicht wahrhaft glücklich werden.
Doch unwillkürlich erliegen wir, durch den Erwerb von teuren oder wertvollen Gütern und von viel Geld, der Sinnestäuschung, wir seien glücklich geworden. Ich wage zu behaupten, dies liegt an den gängigen Wertvorstellungen.
Im Fernsehen, im Radio, im Internet appellieren unzählige Werbesprüche an unsere fünf Sinne. Das ist wirklich eine vielfältige und riesige Menge an Informationen, man kann sie allerdings mit einem einzigen Slogan zusammenfassen:
»Mehr kaufen, viel haben, Neues bekommen.«
Selbst wenn man brandneue Produkte kauft, kann man nicht

Dr. Joe Dispenza

ebook

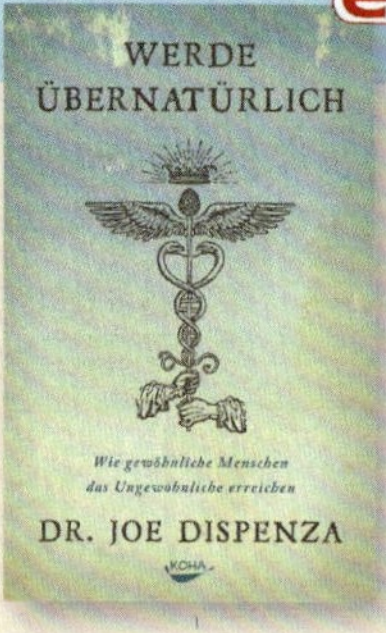

Dr. Joe Dispenza
Werde übernatürlich
Wie gewöhnliche Menschen
das Ungewöhnliche erreichen

gebunden, 400 Seiten
€ [D] 24,95 / € [A] 25,70
ISBN 978-3-86728-325-0

Wir können lernen, unsere schöpferischen Fähigkeiten auf einer höheren Ebene zum Ausdruck zu bringen; wir können uns in Frequenzen einschwingen, die unsere materielle Welt transzendieren, sowie unser Bewusstsein und unsere Energie auf mehr Ordnung und Kohärenz ausrichten. Durch regelmäßige Meditationspraxis ist es möglich, die chemischen Prozesse im Gehirn willentlich zu verändern und dadurch profunde mystisch-transzendente Erfahrungen auszulösen. Weiterhin profitieren wir von einem gesünderen Körper, einem Geist, der weniger Beschränkungen unterliegt, und gewinnen den Zugang zu spirituellen Wahrheiten.

ebook

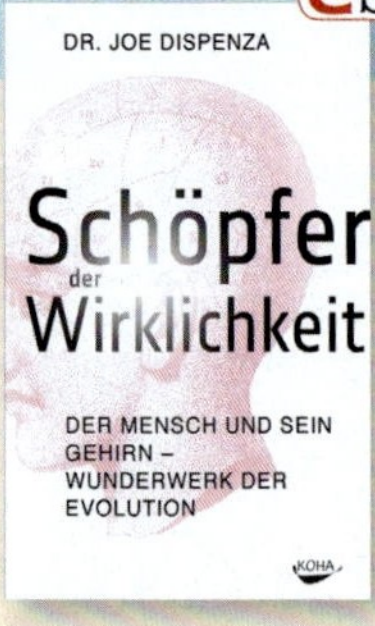

Dr. Joe Dispenza
Schöpfer der Wirklichkeit
Der Mensch und sein Gehirn –
Wunderwerk der Evolution

gebunden, 528 Seiten
€ [D] 21,95 / € [A] 22,60
ISBN 978-3-86728-136-2

Dr. Joe Dispenza befasst sich bereits jahrzehntelang mit dem menschlichen Geist: Er untersuchte, wie er funktioniert, wie er Informationen speichert und weshalb er immer wieder dieselben Verhaltensweisen produziert. In dem Kultfilm What the Bleep Do We Know!? gab er erste Erklärungen, wie unser Gehirn sich weiterentwickelt, indem wir neue Fähigkeiten erwerben, uns mitten im Chaos konzentrieren lernen und sogar Körper und Seele heilen.
In seinem Buch Schöpfer der Wirklichkeit erläutert er diese Erkenntnisse in aller Ausführlichkeit und hilft Ihnen, die Kontrolle über Ihren Geist zu gewinnen.

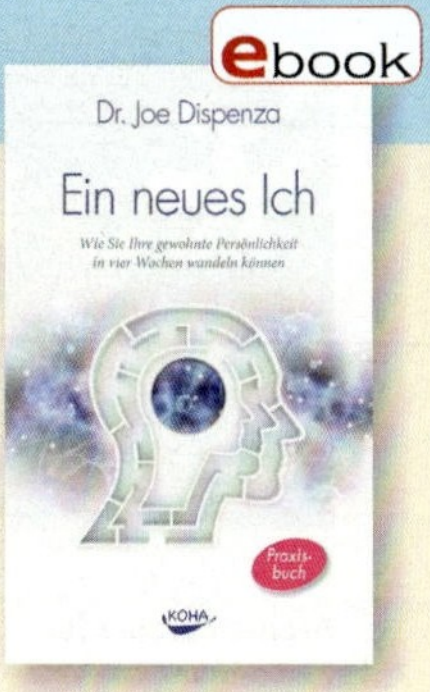

Dr. Joe Dispenza
Ein neues Ich
Wie Sie Ihre gewohnte Persönlichkeit in vier Wochen wandeln können

gebunden, 400 Seiten
€ [D] 18,99 / € [A] 19,60
ISBN 978-3-86728-196-6

Alle Menschen sind fähig, sich die Wirklichkeit, in der sie leben wollen, selbst zu erschaffen. In seinem Buch »Schöpfer der Wirklichkeit« hat Dr. Joe Dispenza ausführlich die wissenschaftlichen Grundlagen dafür dargestellt. Nun zeigt er wie wir diese Erkenntnisse aus Quantenphysik, Neurobiologie, Gehirnforschung und Genetik praktisch umsetzen können. Nach einer leicht lesbaren Einführung in ein tieferes Verständnis unseres Quantenselbst und einer Entmystifizierung der Meditation führt Dispenza Sie in vier Wochen durch einen Prozess der neuronalen Umstrukturierung, der es Ihnen ermöglicht, das Leben zu leben, dass Sie sich wünschen.

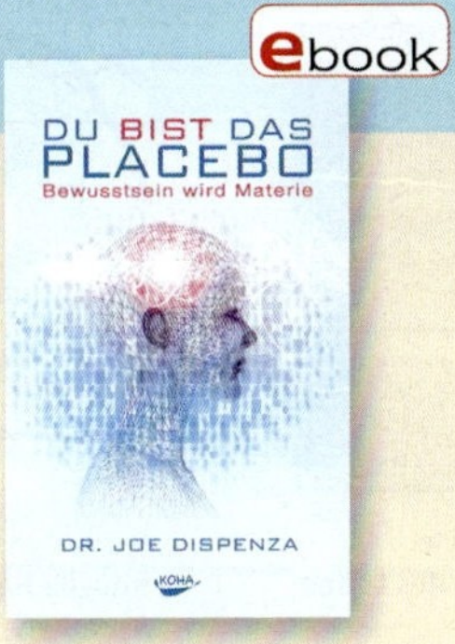

Dr. Joe Dispenza
Du bist das Placebo
Bewusstsein wird Materie

gebunden, 400 Seiten
€ [D] 21,95 / € [A] 22,60
ISBN 978-3-86728-263-5

Können wir uns allein mit der Kraft der Gedanken heilen, ganz ohne Medikamente und Operationen? Zahlreiche dokumentierte Fälle beweisen: Krebspatienten haben ihre Erkrankung zum Verschwinden gebracht; Menschen, die unter Herzfunktionsstörungen, Depressionen, Arthritis oder Parkinson litten, wurden gesund – indem sie auf ein Placebo vertrauten! Andererseits wurden Menschen krank und starben sogar, weil sie sich als Opfer eines Fluchs oder Voodoo-Zaubers fühlten oder an eine fatale medizinische Fehldiagnose glaubten.
Dr. Joe Dispenza widmet sich der Geschichte und Physiologie des Placebo-Effekts und stellt die entscheidende Frage: Ist es möglich, die Prinzipien des Placebos zu vermitteln und ohne Zuhilfenahme einer äußeren Substanz dieselben inneren Veränderungen zu bewirken?

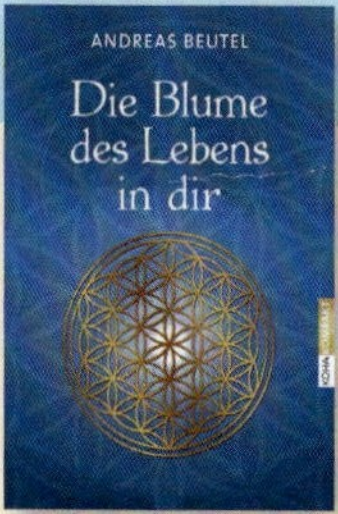

Andreas Beutel

Die Blume des Lebens in dir

112 Seiten, farbig
€ [D] 7,99 / € [A] 8,30
ISBN 978-3-86728-203-1

Folgen Sie einer spannenden Reise durch alle Ebenen der Schöpfung, vom Großen bis hin ins ganz Kleine, und entdecken Sie die einfache, klare Sprache der Heiligen Geometrie, auf der die Welt basiert. Der Kenner der Heiligen Geometrie und Seminarleiter Andreas Beutel vom Pythagoras Institut Dresden führt in diesem Buch in anschaulicher, bildhafter Sprache in die Grundstruktur des Universums ein. Seine praktische Erfahrung aus vielen Jahren Seminar- und Vortragstätigkeit zum Thema eröffnet völlig neue Perspektiven auf die Erde und den Menschen.

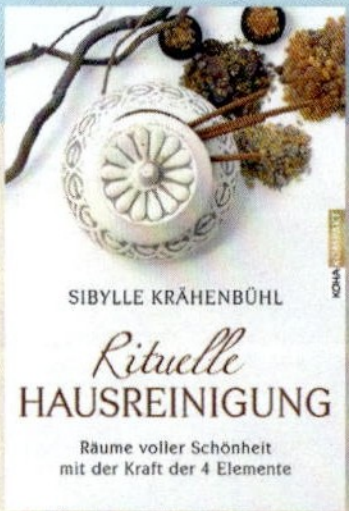

Sybille Krähenbühl

Rituelle Hausreinigung

Räume voller Schönheit mit der Kraft der 4 Elemente

112 Seiten, farbig
€ [D] 7,99 / € [A] 8,30
ISBN 978-3-86728-231-4

Die rituelle Hausreinigung ist ein achtsamer Weg, um das Zuhause in einen Ort der Lebenskraft und Freude zu verwandeln. Verschiedene Methoden und Übungen inspirieren zu praktischer Anwendung. Sie ermöglichen die Wandlung alter Energien und stagnierender Lebenssituationen, schaffen aber auch Zeiten der Neuausrichtung und der Erneuerung.

Dieses Buch zeigt auf, wie durch die energetische Pflege der Räume Schönheit und Kraft manifestiert wird – im Menschen wie in seinen Lebensräumen.

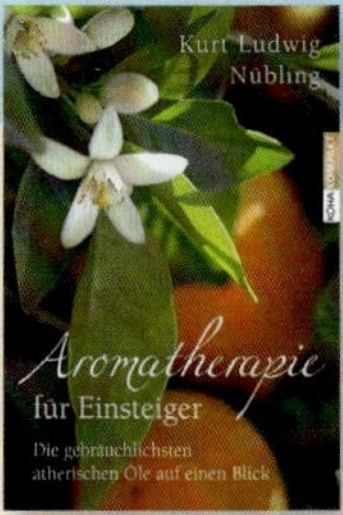

Kurt Ludwig Nübling

Aromatherapie für Einsteiger

Die gebräuchlichsten ätherischen Öle auf einen Blick

112 Seiten, farbig
€ [D] 7,99 / € [A] 8,30
ISBN 978-3-86728-207-9

Angenehme Düfte steigern das Wohlgefühl und erhöhen die Lebensfreude. Der Autor, Mitgründer von PRIMAVERA LIFE, vermittelt ein solides Grundwissen über die ätherischen Öle, die Essenz der Pflanzen.

Die aus altem Wissen entstandene Aromatherapie kann stimulieren, entspannen, seelisch aufbauen und auch bei vielen körperlichen Befindlichkeitsstörungen ihre ganzheitliche, wohltuende Wirkung entfalten. Tauchen Sie ein in die Welt der Düfte und erfahren Sie, wie die wundervolle Kraft der Pflanzen Ihr Leben bereichern kann.

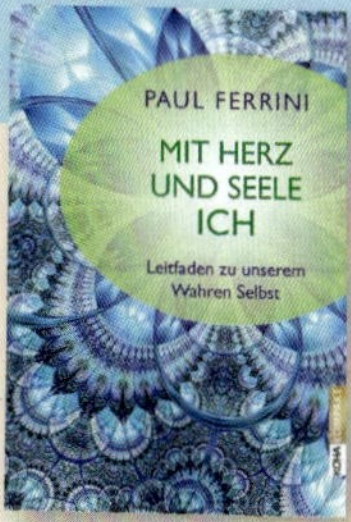

Paul Ferrini
Mit Herz und Seele ich!
Leitfaden zu unserem Wahren Selbst

128 Seiten, farbig
€ [D] 7,99 / € [A] 8,30
ISBN 978-3-86728-265-9

Echte Heilung und Glück sind für alle möglich. Es gibt keinen Fehler und keine Unzulänglichkeit, die uns daran hindern, glücklich und erfüllt sein zu können; wohl aber gibt es falsche Vorstellungen, die infrage gestellt werden, und Wunden, die heilen müssen, damit wir unser Herz ganz für die Liebe und das Leben öffnen können.
»Mit Herz und Seele ich!« ietet zahlreiche Übungen zur elbsterfahrung, die dir helfen, Verletzungen, die in deiner Ursprungsfamilie entstanden sind, zu heilen und der gegenseitigen Abhängigkeit und selbstzerstörenden Verhaltensmustern ein Ende zu setzen.

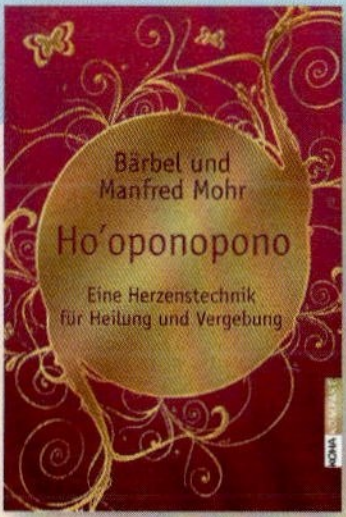

Bärbel & Manfred Mohr
Ho'oponopono
Eine Herzenstechnik für Heilung und Vergebung

112 Seiten, farbig
€ [D] 7,99 / € [A] 8,20
ISBN 978-3-86728-241-3

Anderen auf der Herzensebene näherkommen, Mitgefühl und zugleich eine Fülle von Selbsterkenntnis gewinnen – die alte, wiederentdeckte hawaiianische Tradition des Ho'oponopono macht es möglich: Sie basiert auf der Annahme, dass alles eins ist und dass die Außenwelt einen Spiegel unseres Inneren darstellt. Ho'oponopono bietet kompromisslose und klare Aussagen sowie exzellente Chancen, die äußere Welt zu verändern, indem man die innere Welt heilt.

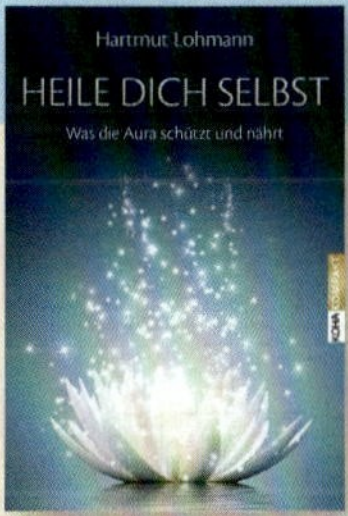

Hartmut Lohmann
Heile dich selbst
Was die Aura schützt und nährt

112 Seiten, farbig
€ [D] 7,99 / € [A] 8,30
ISBN 978-3-86728-212-3

Befreie dich von Blockaden und integriere die gegensätzlichen Energien und Emotionen, die das tägliche Leben in dir weckt! Stress, Leistungsdruck, Zukunftsängste, unterdrückte Wut und Trauer … Wir alle kämpfen mit vielem, was unsere Aura belastet und verharren oft in der Opferrolle. Statt uns schwächen und zermürben zu lassen, gilt es jedoch, die Energien nicht zu bewerten, sondern sie uns nährend und stärkend zunutze zu machen.

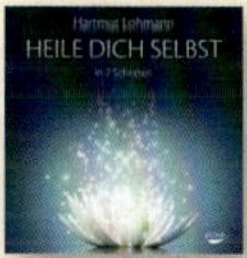

Hartmut Lohmann
Heile dich selbst in 7 Schritten
€ (D/A) 12,95
ISBN 978-3-86728-226-0

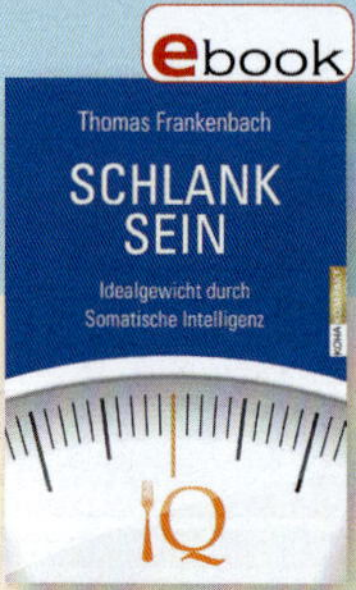

Thomas Frankenbach
Schlank sein
Idealgewicht durch Somatische Intelligenz

112 Seiten, farbig
€ [D] 7,99 / € [A] 8,20
ISBN 978-3-86728-294-9

Entdecken Sie Ihre Körperintelligenz und werden Sie Ihr eigener Ernährungsberater! Denn das Wichtigste, um Ihr Idealgewicht zu erreichen und zu halten, sind nicht Diäten und Disziplin, sondern Ihr eigenes Körpergefühl während und nach dem Essen. Anhand vieler Fallbeispiele zeigt der Gesundheitswissenschaftler Thomas Frankenbach, wie man Körpersignale besser versteht und sie frei von Schuldgefühlen, Diätdogmen, Druck und Zwängen befriedigen kann. Lernen Sie, liebevoll und achtsam mit sich selbst umzugehen und nur noch das zu essen, was Sie wirklich brauchen.
Ihre Somatische Intelligenz ist der wirksamste Weg, um Ihre Figur und Ihre Gesundheit bestmöglich zu entwickeln.

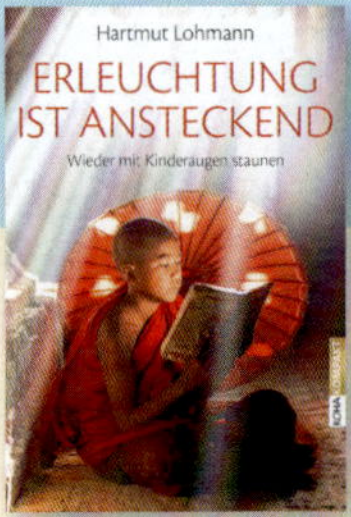

Hartmut Lohmann
Erleuchtung ist ansteckend
Wieder mit Kinderaugen staunen

TB-Kompakt, 128 Seiten, farbig
€ [D] 7,99 / € [A] 8,20
ISBN 978-3-86728-302-1

In der Kindheit ist die Welt ein Paradies, ein Zaubergarten, den es zu entdecken gilt. Die Gefühle und Herzen sind rein; Tiere, Menschen und Gegenstände begegnen einander voller Liebe und Freude. Das Selbstverständnis ist göttlich, und das Gute und Schöne als einzige Wahrheit durchschimmert alle Wesen und Dinge. In diesen Zustand zurückzukehren, mit Kinderaugen zu staunen und mit reinem Herzen zu sehen, ist das Wesen der Erleuchtung.

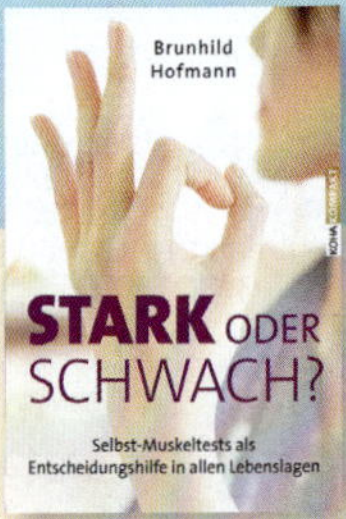

Brunhild Hofmann
Stark oder schwach?

Selbst-Muskeltests als Entscheidungshilfe in allen Lebenslagen

112 Seiten, farbig
€ [D] 7,99 / € [A] 8,30
ISBN 978-3-86728-206-2

Welche Entscheidung ist die richtige?
Durch den Selbst-Muskeltest rufen wir unser tiefes Körperwissen ab und können es zur Grundlage unserer Entscheidungen machen – immer wenn wir es brauchen sowie in jeder Situation. Elf Selbst-Muskeltests geben den Lesern die Möglichkeit, verschiedene Techniken auszuprobieren und den Test für sich zu finden, dem sie jeweils vertrauen. Zusätzlich eine Methode der Stressauflösung, durch die Sie wirkungsvoll Blockaden im Gehirn transformieren.

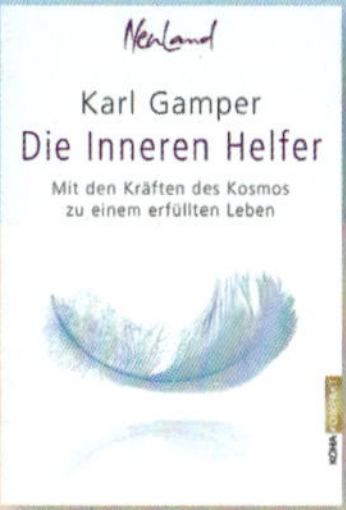

Karl Gamper

Die Inneren Helfer

Mit den Kräften des Kosmos zu einem erfüllten Leben

112 Seiten, farbig
€ [D] 7,99 / € [A] 8,30
ISBN 978-3-86728-266-6

Die Inneren Helfer sind transformierende Kräfte, die jedem Menschen zur Verfügung stehen. Aus der Quantenphysik wissen wir, dass Zeit und Raum erst durch unsere Beobachtung entstehen. Bislang glaubten wir, dass die Vergangenheit unsere Gegenwart bestimmt und wir in einer linearen Zeit leben. Tatsächlich aber bestimmt die Zukunft unsere Gegenwart.
In diesem bahnbrechenden Buch erfährst du, wie du dich von deinem ZukunftsSelbst steuern und leiten lassen kannst. Lerne eine revolutionäre neue Richtung kennen. Die Inneren Helfer dienen dabei als Anziehungskräfte, die dir Möglichkeiten zuspielen, um dein Zukunfts-Selbst zu leben. Dein höchstes Potenzial erfüllt sich!

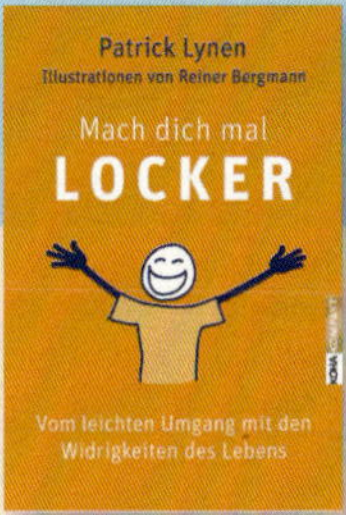

Patrick Lynen

Mach dich mal locker

Vom leichten Umgang mit den Widrigkeiten des Lebens

TB-Kompakt, 112 Seiten, farbig
€ [D] 7,99 / € [A] 8,20
ISBN 978-3-86728-283-3

Handy verloren, Ärger mit den Kollegen, Streit mit dem Nachwuchs? Das Leben meint es nicht immer gut mit uns, manchmal kann es richtig fies sein. Dann wird man hektisch, grollend oder wütend. Keine angenehmen Gefühle – und ungesund sind sie auch.
Patrick Lynen zeigt dir 33 ganz konkrete Strategien auf, wie du die ständigen Herausforderungen des Lebens mit mehr Leichtigkeit meistern kannst.

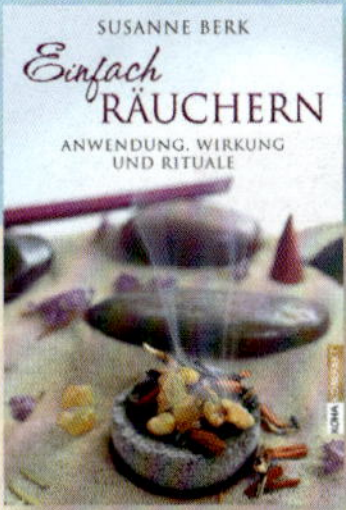

Susanne Berk

Einfach räuchern

Anwendung, Wirkung und Rituale

112 Seiten, farbig
€ [D] 7,99 / € [A] 8,30
ISBN 978-3-86728-201-7

Nutzen Sie gezielt, intuitiv oder spielerisch die wundervolle Wirkung des Räucherns! Ob Sie nun Ihre Wohnung ausräuchern und energetisch reinigen wollen; ob Sie das Gefühl haben, eines besonderen Schutzes zu bedürfen, etwas Seelenbalsam brauchen, konzentriert arbeiten wollen oder mit feinstofflichen Reichen in Verbindung treten möchten: Räuchern kann Sie bei all diesen Vorhaben unterstützen.
Die anerkannte Expertin Susanne Berk führt Sie in die Welt des Räucherns ein: 54 Räucherstoffe werden genau beschrieben, etliche Rituale vorgeschlagen und traditionelle Anwendungen aufgeklärt. Räuchern macht unser Leben reicher und lebenswerter.

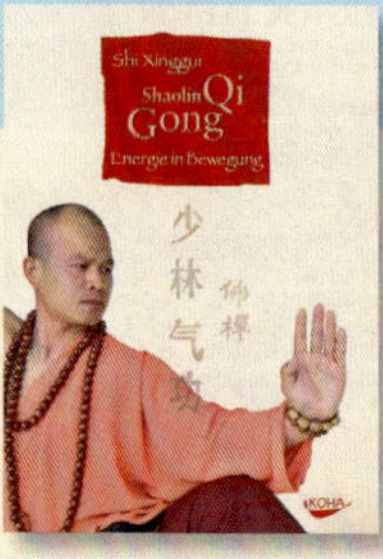

Shi Xinggui
Shaolin Qi Gong
Energie in Bewegung

gebunden, 128 Seiten
mit Fotos zu den Übungen
und einer Übungs-DVD
€ [D] 16,95 / € [A] 17,50
ISBN 978-3-86728-023-5

Lernen Sie Qi Gong kennen! Die alten Übungen der Shaolin-Mönche steigern Vitalität und Kreativität. Sie verbessern die gesundheitliche Konstitution und können bis ins hohe Alter praktiziert werden. Dank der beiliegenden Übungs-DVD kann jeder die klar strukturierten Übungseinheiten spielerisch leicht und eigenständig erlernen.

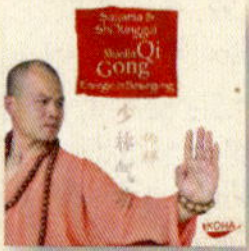

Sayama / Shi Xinggui
Shaolin Qi Gong
€ [D/A] 19,50
ISBN 978-3-86728-024-2

Drunvalo Melchizedek

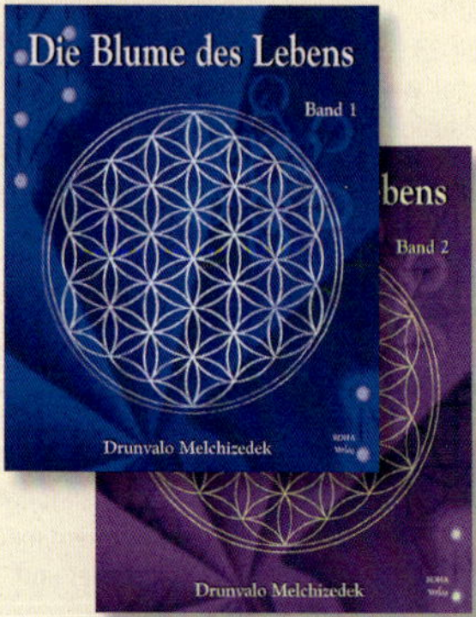

Drunvalo Melchizedek
Die Blume des Lebens

Die Blume des Lebens Bd. 1,
ISBN 978-3-929512-57-1
Die Blume des Lebens Bd. 2,
ISBN 978-3-929512-63-2
gebunden, jeweils 250 Seiten,
jeweils € [D] 24,60 / € [A] 25,30

In diesen beiden Bänden findet sich Drunvalos gesammeltes Wissen über die Geschichte unseres Universums. Ein Meisterwerk über die heilige Geometrie und die Entwicklung der Menschheit von Atlantis bis in unsere nächste Zukunft.

Masaru Emoto

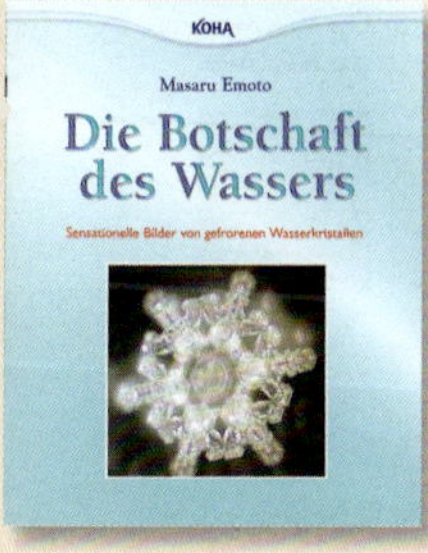

Masaru Emoto
Die Botschaft des Wassers
Sensationelle Bilder von gefrorenen Wasserkristallen

TB-XLarge, 144 Seiten
€ [D] 14,95 / € [A] 15,40
ISBN 978-3-86728-0123-2

Masaru Emoto hat erstmals die Kristalle von gefrorenem Wasser fotografiert. Unter schwierigsten Bedingungen entstanden atemberaubende Aufnahmen von Wasser aus der ganzen Welt – faszinierende Impressionen, die uns die Sinne und Herzen öffnen, denn sie beweisen: Wasser ist lebendig!

Gregg Braden

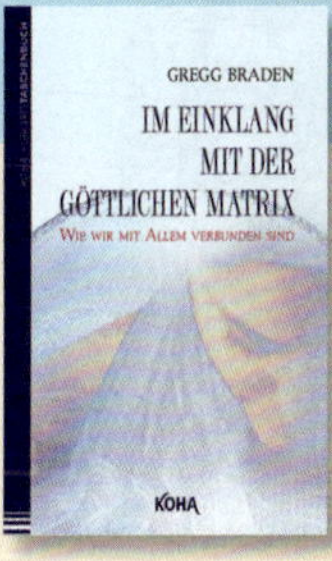

Gregg Braden
Im Einklang mit der göttlichen Matrix
Wie wir mit Allem verbunden sind

Taschenbuch, 256 Seiten
€ [D] 9,95 / € [A] 10,30
ISBN 978-3-86728-021-1

Gregg Braden verknüpft in seinem neuen Werk Spiritualität und Wissenschaft auf eine vollkommen neue Art. Sie brauchen aber kein physikalisches Fachwissen. Der Autor erklärt auf verständliche Art, wie Sie mit der Matrix im Einklang leben können, um Ihre Wünsche und Ziele zu verwirklichen.

DVD

Gregg Braden
Im Einklang mit der göttlichen Matrix
Wie sie funktioniert und wie man lernt, sie anzuwenden
Vortrag

2 DVDs 4,5 Std.
€ [D/A] 24,95
ISBN 978-3-86728-067-9

ebook

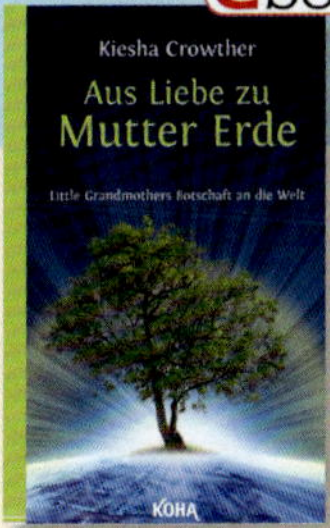

Kiesha Crowther
Aus Liebe zu Mutter Erde
Little Grandmothers Botschaft an die Welt

TB, 272 Seiten
€ [D] 12,95 / € [A] 13,40
ISBN 978-3-86728-308-3

In bewegenden persönlichen Erinnerungen und prophetischen Offenbarungen berichtet Little Grandmother von den Lehren und Visionen, die ihr Mutter Erde und ihre Geistführer übermittelt haben. Der Aufstieg mit Mutter Erde in einen höheren Bewusstseinszustand ist nur durch unsere Herzen möglich. »Aus Liebe zu Mutter Erde« enthält einfache, aber wesentliche Schlüssel für unsere aktuelle spirituelle Evolution. Indem wir uns an das erinnern, was wir als Menschen schon einmal wussten, indem wir in unsere Herzen zurückkehren und aus dem Herzen heraus leben, können wir unsere Zukunft verändern und zu etwas Schönerem werden lassen, als wir uns je träumen ließen.

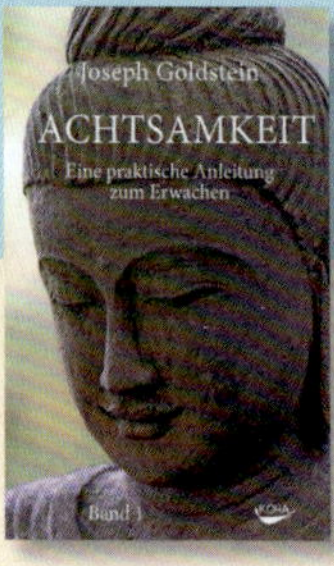

Joseph Goldstein
Achtsamkeit
Eine praktische Anleitung
zum Erwachen

gebunden, 320 Seiten
€ [D] 17,95 / € [A] 18,50
ISBN 978-3-86728-326-7

Der Geist enthält die Samen seines eigenen Erwachens – Samen, die wir hegen und pflegen können, um die Früchte eines bewusst gelebten Lebens hervorzubringen. »Achtsamkeit – eine Anleitung zum Erwachen« von Joseph Goldstein enthält die Weisheiten aus vier Jahrzehnten des Lehrens und Praktizierens. Jedem, der sich dem achtsamen Leben und dem Erwachen zu innerer Freiheit verschrieben hat, kann dieses Buch als ein lebenslanger Begleiter dienen.

ebook

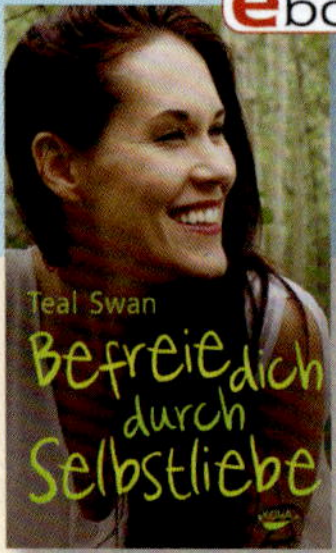

Teal Swan
Befreie dich durch Selbstliebe

gebunden, 320 Seiten
€ [D] 16,95 / € [A] 17,50
ISBN 978-3-86728-297-0

Teal Swan wuchs in einer ruhigen Wildnis auf, ihre Kindheit war aber alles andere als beschaulich. Aufgrund ihrer übersinnlichen Fähigkeiten zog sie übermäßige Aufmerksamkeit auf sich und fiel in die Hände eines Sektenmitglieds. Dreizehn Jahre lang wurde sie auf schlimmste Weise missbraucht und kam nur knapp mit dem Leben davon. Inzwischen ist Teal eine anerkannte spirituelle Autorität und dokumentiert, wie sie aus ihrem Selbsthass heraus hin zur Selbstliebe gefunden hat. Diesen bemerkenswerten Weg zeigt sie nun auch für andere auf. Das Buch enthält sachliche, praktische Anleitungen, mit deren Hilfe tiefes Leid geheilt werden kann. Teals Worte sind ein Weg zur Selbstliebe, ganz egal, wer man ist und wo man gerade im Leben steht.

Tom Kenyon

ebook

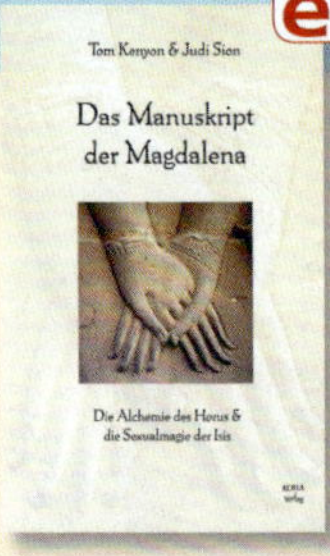

Tom Kenyon & Judi Sion
Das Manuskript der Magdalena

Paperback, 252 Seiten
€ 17,40 / € [A] 17,90
ISBN 978-3-929512-96-0

Ein Buch – Drei Teile – Ein Thema: Die Rückkehr der Kosmischen Mutter und die Würdigung und Wieder-Inthronisation des Weiblichen. Der erste Teil enthält die persönliche Geschichte von Maria Magdalena und ihrer Beziehung zu Jeshua ben Joseph. Diesem bemerkenswerten Text hat Tom Kenyon einen Überblick über die wichtigsten Traditionen der inneren Alchemie beigefügt, mit besonderer Berücksichtigung der hohen ägyptischen Alchemie und einer Erläuterung der Alchemie des Horus. Auf Magdalenas Bitte hin, hat Judi Sion ihre »Geschichte einer Frau« hinzugefügt, die die Geschichte jeder Frau ist.

Doreen Virtue

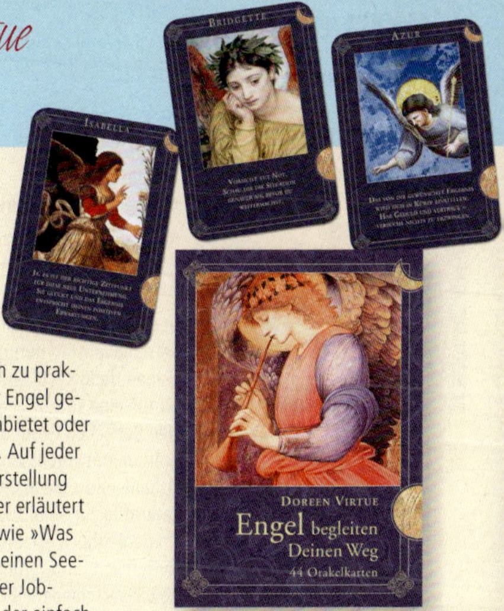

Doreen Virtue

Engel begleiten deinen Weg

Kartenset, 44 Karten mit Begleitbuch
Schöne Engelbilder von alten Meistern
Karten mit Goldrand
€ [D] 19,95 / € [A] 20,50
ISBN 978-3-936862-71-3

Dieses Kartenset ist ein für jeden ganz einfach zu praktizierender Weg, um herauszufinden, welcher Engel gerade an unserer Seite steht, uns seine Hilfe anbietet oder uns eine Botschaft zukommen lassen möchte. Auf jeder Karte steht unter einer wunderbaren Engeldarstellung eine kurze Botschaft, die im Begleitbuch näher erläutert wird. Die Karten geben Hinweise zu Themen wie »Was ist meine Lebensaufgabe?«, »Wie finde ich meinen Seelenpartner?«, »Ist es Zeit für einen Umzug oder Jobwechsel?«, »Wie kann ich Heilung finden?« oder einfach »Was kommt in nächster Zeit auf mich zu?«

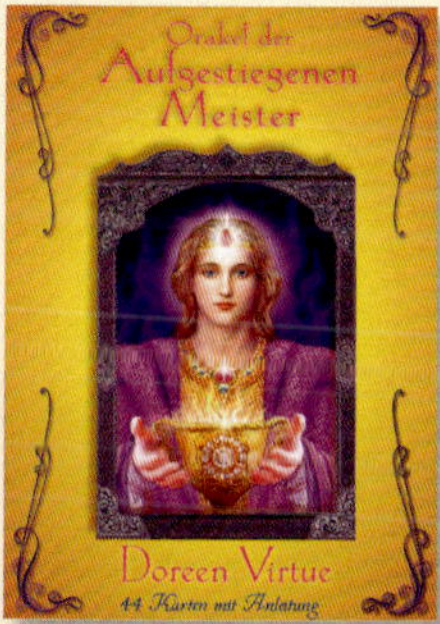

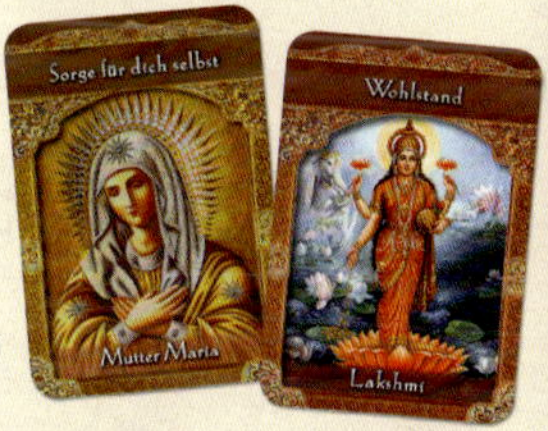

Doreen Virtue

Orakel der Aufgestiegenen Meister

44 Karten mit Begleitbuch 120 Seiten
€ [D] 19,95 / € [A] 20,50
ISBN 978-3-86728-036-5

Die Aufgestiegenen Meister sind mächtige Helfer. Mit diesen leicht anzuwendenden Orakelkarten können sich sowohl Neulinge als auch erfahrene Kartenleger von diesen großen Lehrern und Heilern helfen lassen, um die eigene Lebensaufgabe besser zu verstehen, die angemessene Herangehensweise für schwierige Situationen zu erkennen, bedeutende Veränderungen zu bewältigen oder sich spirituell und medial weiter zu entwickeln.

Doreen Virtue

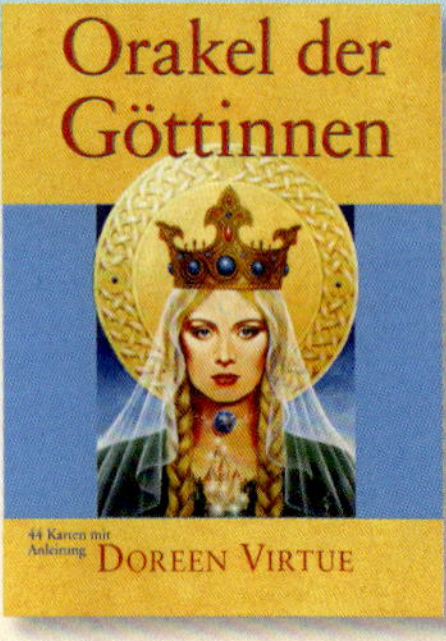

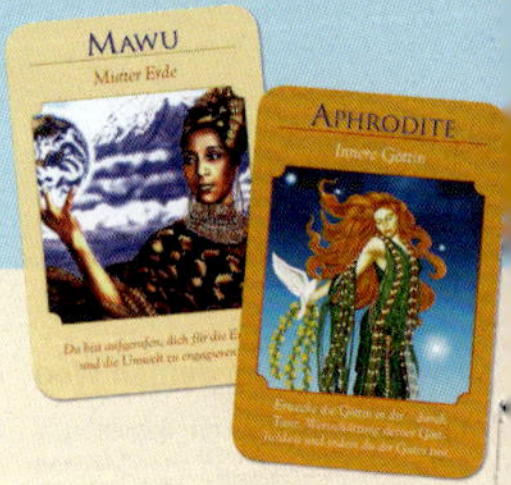

Doreen Virtue
Orakel der Göttinnen

44 Karten mit Begleitbuch 120 Seiten
€ [D] 19,95 / € [A] 20,50
ISBN 978-3-936862-72-0

In diesem Kartenset erfahren Sie etwas über die Göttinnen der verschiedensten Kulturen mit ihren besonderen Stärken und Gaben. Jede Karte enthält neben einer Abbildung der jeweiligen Göttin eine spezifische Botschaft dazu, wie Sie Ihr Leben in den Bereichen Gesundheit, Beziehungen, Finanzen, Beruf und Spiritualität verbessern können. Kuan Yin, Lakshmi, Brigid, Isis, Athene und viele andere Göttinnen warten nur darauf, Ihnen tatkräftig zur Seite zu stehen.
Im Begleitbuch erfahren Sie zu jeder Göttin etwas über ihren kulturellen Hintergrund. Sie finden eine gechannelte Botschaft sowie verschiedene Bedeutungsbereiche, auf die sich die Botschaft der Göttin bezieht.

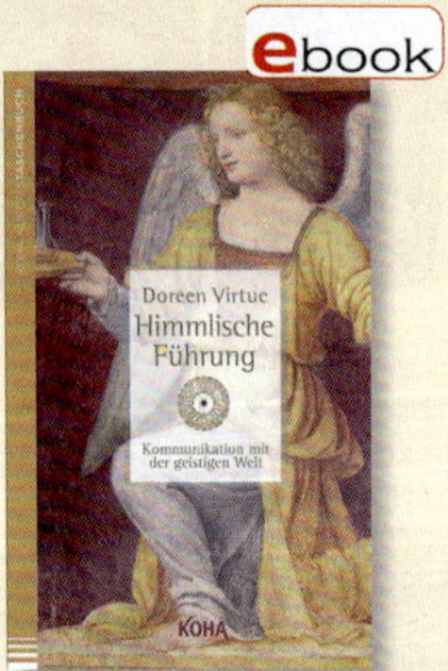

Doreen Virtue
Himmlische Führung
Kommunikation mit der geistigen Welt

TB, 400 Seiten
€ [D] 12,95 / € [A] 13,40
ISBN 978-3-86728-218-5

Wer bisher glaubte, eine direkte Kommunikation mit Gott und mit himmlischen Helfern sei einigen wenigen Auserwählten vorbehalten, der wird von der Engelexpertin Doreen Virtue eines Besseren belehrt: Sie zeigt die grundlegenden Kanäle auf, über die himmlische Botschaften empfangen werden können – Fallbeispiele und praktische Übungen zur Förderung latent vorhandener Fähigkeiten inbegriffen.

Isabelle von Fallois

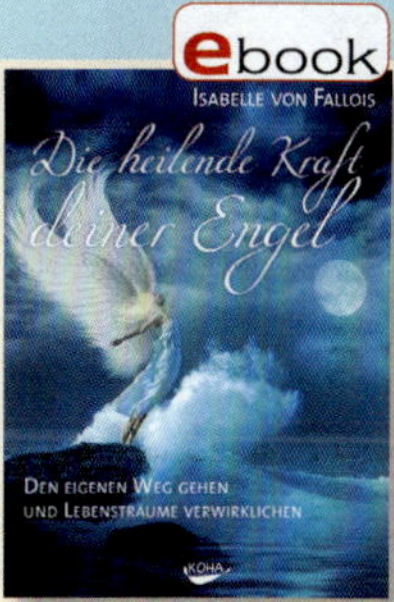

Isabelle von Fallois
Die heilende Kraft deiner Engel
Den eigenen Weg gehen und Lebensträume verwirklichen

gebunden, 352 Seiten
€ [D] 16,99 / € [A] 17,50
ISBN 978-3-86728-171-3

Studien haben gezeigt, dass es 21 bis 28 Tage dauert, alte Muster zu durchbrechen und neue, positive zu programmieren. So entstehen neue neuronale Bahnen in Ihrem Gehirn und neue, positive Glaubensmuster, die Ihnen helfen, Ihre Träume zu verwirklichen. Auf Ihrer persönlichen Reise durch den 28-tägigen Prozess lassen Sie mit Hilfe der Engel alte, toxische Gedanken und Verhaltensmuster hinter sich und verbinden sich immer mehr mit Ihrer wahren Essenz, sodass Ihr Kontakt zu den Engeln täglich wächst.

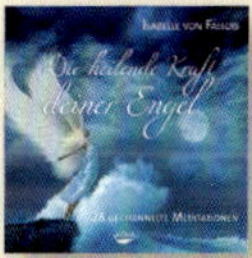

Isabelle von Fallois
Die heilende Kraft deiner Engel
3 CDs 28 gechannelte Meditationen
€ [D/A] 19,99
ISBN 978-3-86728-172-0

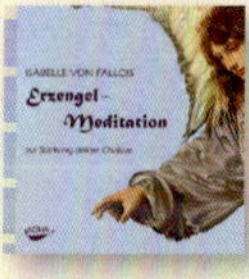

Isabelle von Fallois
Erzengel-Meditationen
€ [D/A] 12,95
ISBN 978-3-86728-082-2

Isabelle von Fallois
Die Erzengel
15 Begleiter auf dem Weg in ein erfülltes Leben

gebunden, 208 Seiten
€ [D] 14,95 / € [A] 15,40
ISBN 978-3-86728-081-5

Isabelle von Fallois hat göttliche Liebe am eigenen Leib erlebt. Mithilfe der Engel von einer lebensbedrohlichen Krankheit genesen, bringt sie uns das Wesen der himmlischen Helfer nahe: durch medial empfangene Botschaften, Meditationen, Affirmationen und praktische Anleitungen für ein Leben unter dem Schutz unserer liebevollen Begleiter.

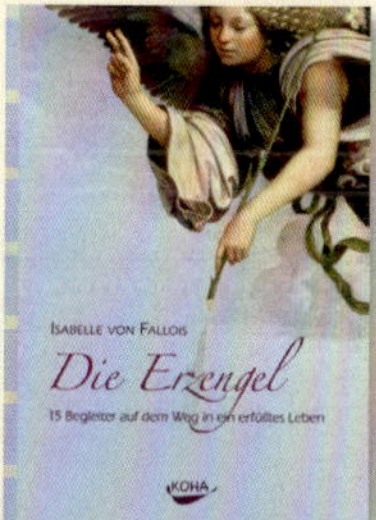

Thomas Frankenbach

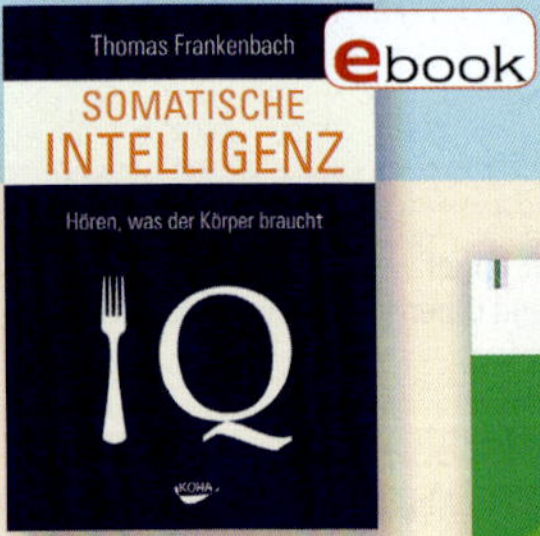

Thomas Frankenbach

Somatische Intelligenz

Hören, was der Körper braucht

gebunden, 208 Seiten
€ [D] 14,95 / € [A] 15,40
ISBN 978-3-86728-249-9

Entdecken Sie Ihre Somatische Intelligenz – die Weisheit Ihres Körpers! Jenseits von Ernährungsratgebern, zweifelhaften Diätplänen und Kalorientabellen ist unsere Somatische Intelligenz eine entscheidende Hilfe, wenn es um die Auswahl der richtigen Kost und einen für uns guten Lebensstil geht. Mit diesem Buch erfahren Sie, warum wir verlernt haben, beim Essen der Intelligenz des Körpers zu vertrauen. Es hilft Ihnen, Ihre Somatische Intelligenz als Ihren wichtigsten Ernährungsberater richtig einzusetzen. Denn jeder Mensch hat einzigartige Ernährungsbedürfnisse, weil jeder Mensch einzigartig ist.

Master Choa Kok Sui

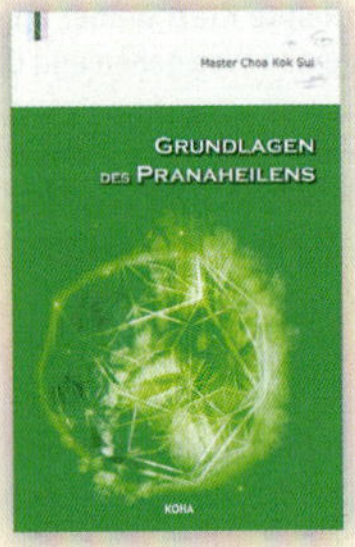

Master Choa Kok Sui

Grundlagen des Pranaheilens

gebunden, 240 Seiten
€ [D] 22,50 / € [A] 23,20
ISBN 978-3-936862-02-7

Pranaheilen basiert auf der Übertragung der universellen Lebensenergie. Beim Heilen wird Prana auf den Patienten übertragen, wobei Heilung geschehen kann. Durch diesen Vorgang kommen die sogenannten »Wunderheilungen« zustande. Indem Sie sich die klare Systematik des Autors zunutze machen, lernen auch Sie, sich selbst und andere zu heilen.

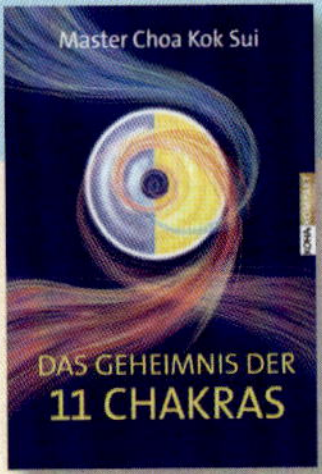

Master Choa Kok Sui

Das Geheimnis der 11 Chakras

112 Seiten, farbig
€ [D] 7,99 / € [A] 8,20
ISBN 978-3-86728-239-0

Dieses Handbuch umfasst die Lehren von Master Choa Kok Sui über den Energiekörper und seine wesentlichen Chakras. Chakras sind wirbelnde Energiezentren, die einen sehr wichtigen Teil des Energiekörpers bilden. Wie viele Chakras gibt es? Gibt es sieben – oder mehr? Wie wichtig sind die Chakras für unser spirituelles, mentales, emotionales und physisches Wohlbefinden?

Aufgrund seiner lebenslangen Forschungsarbeit über Lebensenergie und Prana kann Master Choa Kok Sui diese Themen zu einfachen Konzepten mit praktischen Anwendungen zusammenfassen. In seinen Werken entmystifiziert er alte spirituelle Lehren und verwandelt sie in wissenschaftlich nachvollziehbare und für den modernen Menschen leicht zugängliche Methoden wie das Pranaheilen und Arhatic Yoga.

Serena Rust

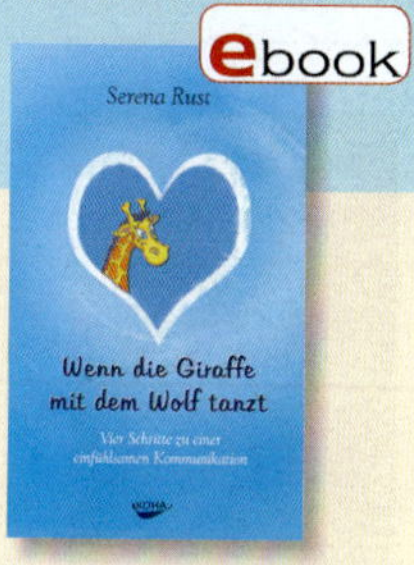

Serena Rust
Wenn die Giraffe mit dem Wolf tanzt
Vier Schritte zu einer einfühlsamen Kommunikation

gebunden, 176 Seiten
€ [D] 9,95 / € [A] 10,30
ISBN 978-3-936862-77-5

Dieses leicht verständliche Buch vermittelt die grundlegenden Schritte zu einer erfolgreichen Kommunikation, bei der alle gewinnen können und die Bedürfnisse aller Beteiligten gleich wert sind, so dass Kommunikation wieder von Einfühlung und Verständnis, statt von Durchsetzen und Rechthaben getragen wird.

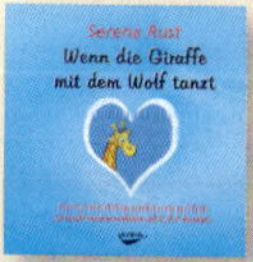

Serena Rust
Wenn die Giraffe mit dem Wolf tanzt (*geleitete Selbsteinfühlung*)
€ (D/A) 12,95
978-3-86728-026-6

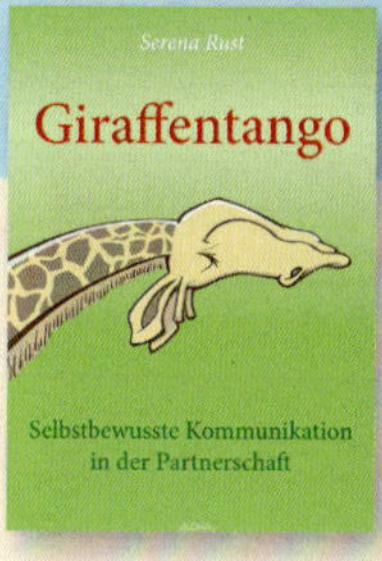

Serena Rust
Giraffentango
Selbstbewusste Kommunikation in der Partnerschaft

gebunden, 176 Seiten
€ [D] 14,95 / € [A] 15,40
ISBN 978-3-86728-295-6

Wollen Sie das volle Potenzial Ihrer Partnerschaft verwirklichen? »Giraffentango« bietet Ihnen hochwirksame Anregungen, um die Hindernisse auf dem Weg zu Nähe und Vertrautheit in Ihrer Beziehung meisterhaft zu lösen. Gewaltfreie Kommunikation ist dabei der Königsweg, um gut zuzuhören und die eigenen Bedürfnisse klar zu äußern. Statt in alten Mustern schmerzhaft stecken zu bleiben, lernen Sie die nächsten Schritte zu einer reifen, erfüllten Paarbeziehung. Statt sich in Kampf und Streit aufzureiben, werden Gespräche zu einem schwungvollen Tanz und die Reibung zur Inspiration für ein lustvoll aufeinander bezogenes »Wir«.

Nobuo Shioya

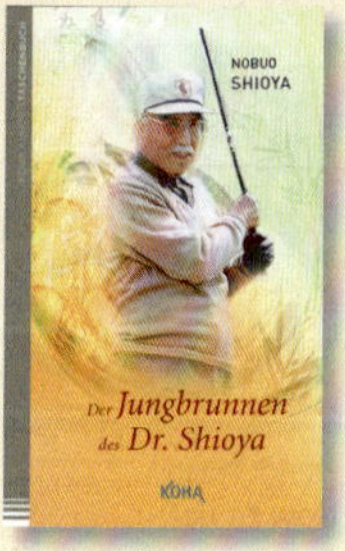

Nobuo Shioya
Der Jungbrunnen des Dr. Shioya

Taschenbuch, 192 Seiten
€ [D] 9,95 / € [A] 10,30
ISBN 978-3-936862-91-1

100 Jahre lang leben, ohne senil oder krank zu sein – das ist unsere Bestimmung, sagt der japanische Arzt und Weisheitslehrer Dr. Nobuo Shioya, der selbst über 100 Jahre alt ist. Von Geburt an kränklich, fand er einen Weg zu einem langen, gesunden und selbstbestimmten Leben. Seine äußerst wirksame Methode ist so leicht anzuwenden, dass sie auch ältere Menschen praktizieren können.

Patrick Lynen

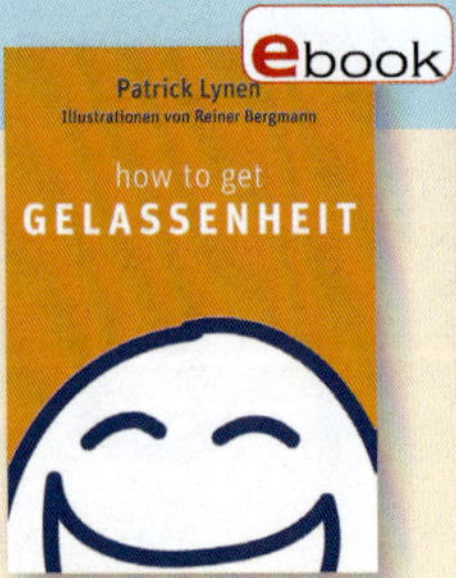

Patrick Lynen
How to get Gelassenheit

Broschur, 192 Seiten
€ [D] 14,95 / € [A] 15,40
ISBN 978-3-86728-272-7

Du bist auf der Suche nach neuen Lösungswegen, möchtest dich verändern, Hindernisse wie Ängste, Aufregungen und Abhängigkeiten beiseiteräumen? In diesem Buch wirst du fündig! Mit Leichtigkeit gewinnst du neue Kraft, den Augenblick zu leben, hier und jetzt. Und all die Dinge umzusetzen, die du in deinem tiefsten Herzen immer schon gewollt hast. Das alles wissenschaftlich fundiert und ohne erhobenen Zeigefinger. Keine Schuldzuweisungen, keine Defizitdiskussionen. Wundervolle Denkanstöße für einen liebevollen und gelassenen Umgang mit dir selbst.

Deepak Chopra

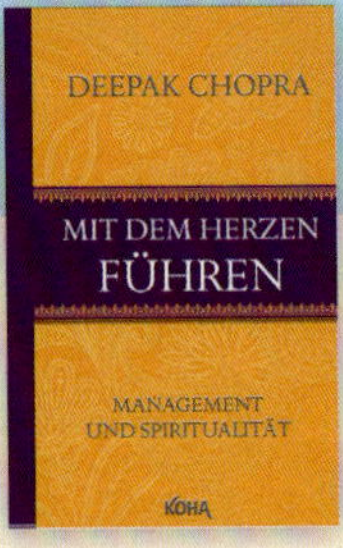

Deepak Chopra
Mit dem Herzen führen
Management und Spiritualität

TB, 208 Seiten
€ [D] 9,95 / € [A] 10,30
ISBN 978-3-86728-315-1

»Mit dem Herzen führen« enthält die Essenz dessen, was Deepak Chopra in seinen Führungskräfte-Seminaren lehrt, doch dieselben Prinzipien gelten auch für jeden anderen Lebensbereich, für Familien, Schulen und Nachbarschaften. »Auf der tiefsten Ebene ist die Führungsperson die symbolische Seele der Gruppe«, sagt Chopra. Nachdem Sie Ihr Seelenprofil und Ihre Kernwerte identifiziert haben, lernen Sie, sieben Fähigkeiten zu entwickeln, die Ihr Potenzial für innere Größe zur Entfaltung bringen. Die damit einhergehende Verbindung zur Seelenebene schenkt Ihnen uneingeschränkten Zugang zu den wichtigsten Führungsqualitäten: zu Kreativität, Intelligenz, Organisationskraft und Liebe.

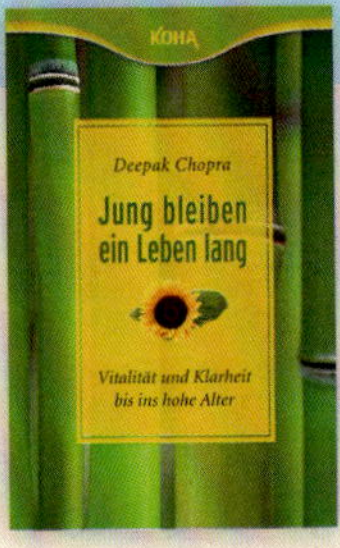

Deepak Chopra
Jung bleiben, ein Leben lang
Vitalität und Klarheit bis ins hohe Alter

TB, 160 Seiten
€ [D] 9,95 / € [A] 10,30
ISBN 978-3-86728-154-6

Deepak Chopra bedient sich wichtiger Erkenntnisse der Philosophie, Biologie, Quantenwissenschaft sowie alter Weisheitsüberlieferungen, um zu verdeutlichen, dass die uns bekannten Merkmale des Alterns weitgehend vermeidbar sind. Durch rechte Lebens führung und Ernährung können wir lernen, den Alterungsprozess sogar umzukehren und unser ganzes Leben lang vital, kreativ und energiegeladen zu bleiben. Schritt für Schritt lernen wir, für uns ein individuell zugeschnittenes Programm zusammenzustellen, zu dem Stressreduktion, Ernährungsumstellung und sportliche Betätigung gehören, um uns ein Maximum an Lebensqualität und Gesundheit zu sichern.

Brunhild Hofmann

Brunhild Hofmann
Orgasmus – die weibliche Kraft

gebunden, 144 Seiten
€ [D] 14,95 / € [A] 15,40
ISBN 978-3-86728-306-9

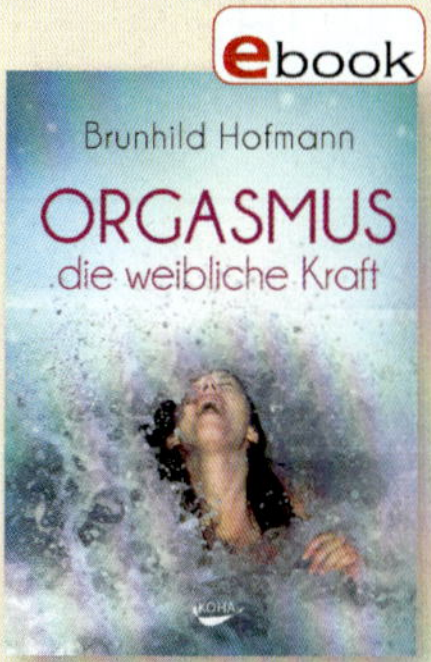

Was braucht es, um sich als Frau im eigenen Körper rundum wohlzufühlen, ihn als Geschenk zu betrachten und dieses Geschenk auch zu genießen? Wie stärken wir unsere Weiblichkeit, Kreativität und Lebensenergie? Der Orgasmus – ob alleine oder zu zweit erlebt – ist ein Potenzial, das jeder Frau zur Verfügung steht und ihr Leben erblühen lässt.
Die Autorin beleuchtet die hormonellen, physischen und anatomischen Facetten dieser Potenz und gibt Einblick in subjektives Erleben. Konkrete Anleitungen ermutigen dazu, sich dem eigenen Körper liebevoll zu nähern. Es gibt keine richtige oder falsche orgiastische Erfahrung. Lebenswert ist, was das Leben stärkt.

Tanja Kuntze

Tanja Kuntze
Entfaltung
Gesichtstraining für strahlendes Aussehen mit Soforteffekt

Broschur, 160 Seiten, farbig
Mit Übungs-DVD
€ [D] 16,95 / € [A] 17,50
ISBN 978-3-86728-296-3

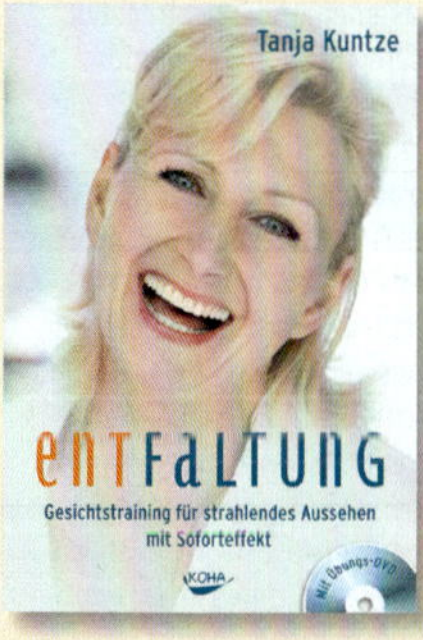

Unser Körper und natürlich auch unser Gesicht verlieren mit dem Älterwerden ca. 40 Prozent der Muskelmasse. Mit gezieltem Training kann man dem entgegenwirken. Anhand von 30 Übungen, die leicht in den Alltag zu integrieren sind, erklärt die Schauspielerin Tanja Kuntze, wie Sie Ihre Gesichtsmuskeln trainieren können: Die Haut wird besser durchblutet und gestrafft, und die Kollagenproduktion wird angeregt. Werden Sie zum Experten für Ihr eigenes Gesicht, anstatt es der Schwerkraft, teurer Kosmetik oder gar einem Chirurgen zu überlassen! Attraktivität kennt kein Alter, und wer sich schön fühlt, fühlt sich wohl in seiner Haut!

Sandy C. Newbigging

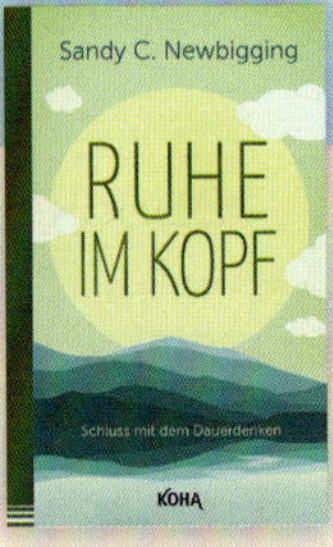

Sandy C. Newbigging
Ruhe im Kopf
Schluss mit dem Dauerdenken

TB, 192 Seiten
€ [D] 9,95 / € [A] 10,30
ISBN 978-3-86728-301-4

Wir alle haben uns bestimmt schon einmal gewünscht, weniger zu denken und im Kopf nicht mehr so viel »Überstunden« zu machen, denn das ist stressig, führt zudem unter Umständen zu gesundheitlichen Problemen und beeinträchtigt unseren Seelenfrieden und unsere Produktivität. Doch wie gelingt es uns, im Kopf Ruhe einkehren zu lassen?
Dieses leicht lesbare Buch von Sandy C. Newbigging bietet erhellende Einsichten in die Wirkungsweise unseres Geistes und macht uns bewusst, wie sehr wir mit unserer Aufmerksamkeit in den ständig denkenden Kopf gehen, anstatt sie in der stillen Bewusstheit ruhen zu lassen, die unser wahres Selbst ist.

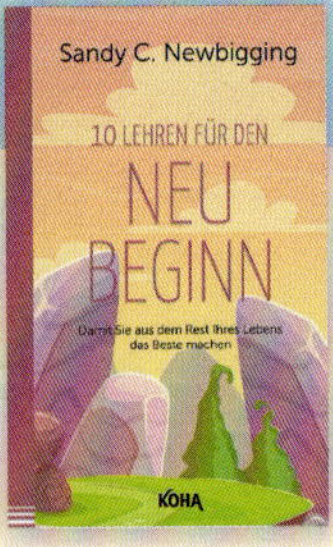

Sandy C. Newbigging
10 Lehren für den Neubeginn

TB, 192 Seiten
€ [D] 9,95 / € [A] 10,30
ISBN 978-3-86728-323-6

Aufbruchstimmung, gelingender Neubeginn ...!
Weltweit sehnen sich Menschen nach einer glücklichen Veränderung ihres Daseins. Dabei birgt jeder Tag ein enormes Schöpfungspotenzial. Gewinnen Sie die Lust am Leben zurück, indem Sie sich in der Fülle Ihrer Möglichkeiten entfalten!
Mithilfe von »Zehn inneren Lehren«, 42 inspirierenden Tools zur Selbsterkenntnis, bemerkenswerten Tipps und einer transformierenden Meditation lassen Sie das alte Leiden, Mangel, Verwirrung, Probleme, Aufschieberitis und Scheitern hinter sich, um Klarheit, Herzensfrieden, Tatenfreude, Vollkommenheit, erleuchtete Momente und Weisheit zu erfahren.

ebook

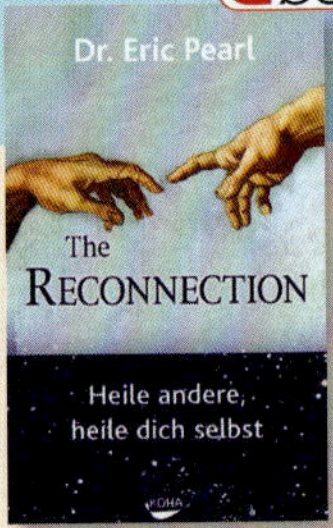

Eric Pearl
The Reconnection
Heile andere, heile dich selbst

gebunden, 288 Seiten
€ [D] 17,95 / € [A] 18,50
ISBN 978-3-86728-028-0

Glauben Sie an Menschen mit besonderer Begabung zur Heilung? Eric Pearl ist so ein Mensch. In diesem Buch erzählt er in offener und humorvoller Art und Weise seine ganz persönliche Geschichte. Seine Begabung ermöglicht es ihm, die Heilung anderer Menschen durch die Energieströme seiner Hände zu fördern. Dieses Wissen gibt er jetzt weiter und vermittelt seine Methoden so, dass auch Sie diese anwenden können.

Bruce Lipton

ebook

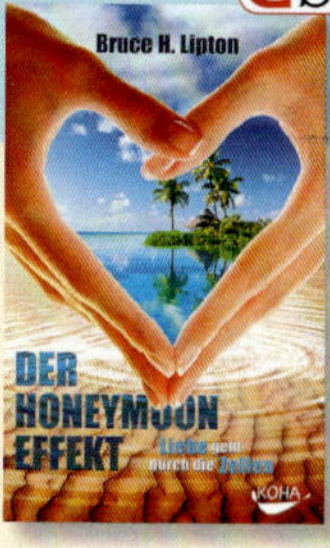

Bruce Lipton
Der Honeymoon-Effekt
Liebe geht durch die Zellen

gebunden, 192 Seiten
€ [D] 14,95 / € [A] 15,40
ISBN 978-3-86728-211-6

Bruce Lipton erklärt auf seine wundervoll einprägsame, leicht verständliche und amüsante Art mit Hilfe der Zellbiologie, der Quantenphysik und der Neurologie, wie wir das herrliche Gefühl der Flitterwochen dauerhaft in unsere Beziehungen holen können. Jede Zelle strahlt Energie aus – also auch jeder Einzelne von uns –, und ihre Frequenz hat erheblichen Einfluss darauf, was in unserem Leben geschieht.

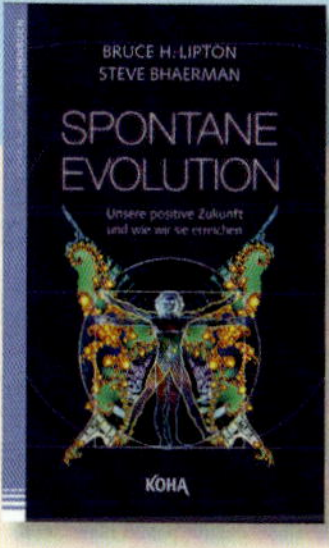

Bruce H. Lipton,
Steve Bhaerman
Spontane Evolution
Unsere positive Zukunft und wie wir sie erreichen

TB, 504 Seiten
€ [D] 14,95 / € [A] 15,40
ISBN 978-3-86728-243-7

Bruce H. Lipton, eine führende Kapazität der neuen Biologie, ist weltweit bekannt für seine geniale Art, Wissenschaft und Bewusstseinsentwicklung zu verbinden. Er beschreibt, wie wir durch eine Veränderung unserer Überzeugungen die spontane Evolution unserer Art beeinflussen und damit eine erfreulichere Zukunft gestalten können.

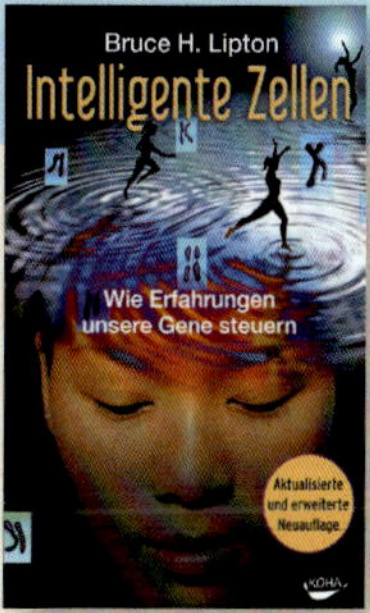

Bruce Lipton
Intelligente Zellen

gebunden, 320 Seiten
€ [D] 16,95 / € [A] 17,50
ISBN 978-3-86728-307-6

Erstaunliche wissenschaftliche Erkenntnisse über die biochemischen Funktionen unseres Körpers zeigen, dass unser Denken und Fühlen bis in jede einzelne unserer Zellen hineinwirkt. Der Zellbiologe Bruce Lipton beschreibt genau, wie dies auf molekularer Ebene vor sich geht. In leicht verständlicher Sprache und anhand eingängiger Beispiele führt er vor, wie die neue Wissenschaft der Epigenetik die Idee auf den Kopf stellt, dass unser physisches Dasein durch unsere DNS bestimmt würde. Vielmehr wird sowohl unser persönliches Leben als auch unser kollektives Dasein durch die Verbindung zwischen innen und außen, zwischen Geist und Materie gesteuert.

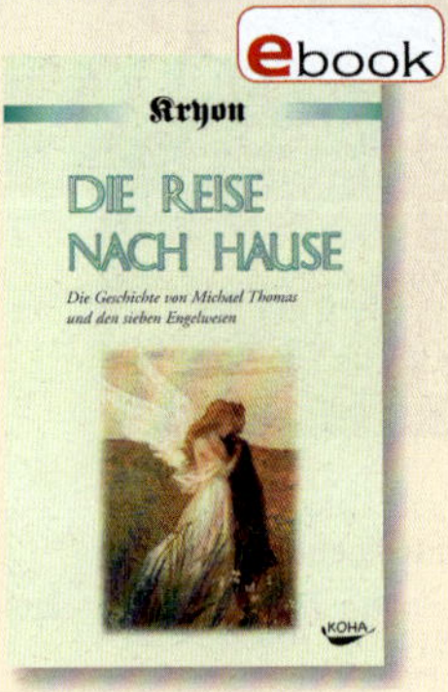

Kryon – Lee Carroll
Die Reise nach Hause

gebunden, 300 Seiten
€ [D] 19,50 / € [A] 20,10
ISBN 978-3-929512-71-7

Diese abenteurliche Reise handelt von Abenteuern und Prüfungen in einem erstaunlichen Land von Engelwesen, weisen Lehrern und finsteren Kreaturen. Die Geschichte ist ergreifend, humorvoll, faszinierend und spannend bis zum Schluss.

KRYON – humorvoll und spannend bis zum Schluss

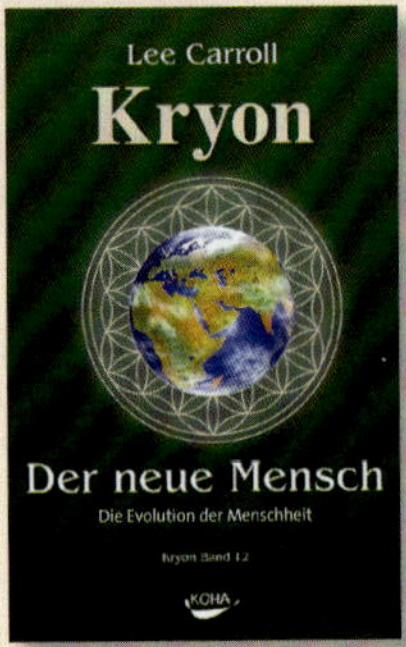

Lee Carroll
Der Neue Mensch
Die Evolution der Menschheit
gebunden, 254 Seiten
€ [D] 18,95 / € [A] 19,50
ISBN 978-3-86728-324-3

Wie Die Menschheit hat die Schwelle überschritten. Sind wir nun auch bereit für die Evolution auf ein höheres Bewusstsein und die Entwicklung eines NEUEN MENSCHEN?
Wohin geht die Menschheit? Und entwickeln wir uns überhaupt weiter? Im Blickpunkt dieses neuen Buchs von Lee Carroll stehen die Kryon-Channellings der Jahre 2013–2016, in denen Kryon ungeahnte Aspekte des NEUEN MENSCHEN beschreibt und sich zur Zukunft unserer Spezies äußert.

Monika Muranyi

ebook

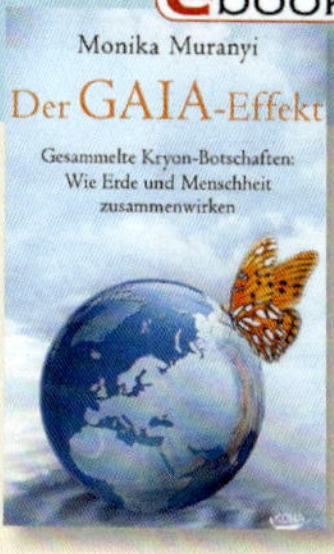

Monika Muranyi
Der Gaia-Effekt
Gesammelte Kryon-Botschaften: Wie Erde und Menschheit zusammenwirken

gebunden, 352 Seiten
€ [D] 19,95 / € [A] 20,10
ISBN 978-3-86728-242-0

Kann es sein, das Gaias einziger Sinn und Zweck darin besteht, die Menschheit zu unterstützen? Die australische Autorin und Naturschützerin Monica Muranyi hat alles zusammengestellt, was Kryon jemals über Gaia durchgegeben hat. Seit über 23 Jahren finden die liebevollen Botschaften von Kryon, wie sie über Lee Carroll – das ursprüngliche Medium für Kryon – gechannelt werden, auf der ganzen Welt Verbreitung.
Die persönlichen Erfahrungen und Erkenntnisse der Autorin bilden das Bindeglied zwischen den einzelnen Kryon-Unterweisungen und so ergibt sich ein einzigartiges Bild, welches uns vermittelt, woher wir kommen und warum wir hier sind.

ebook

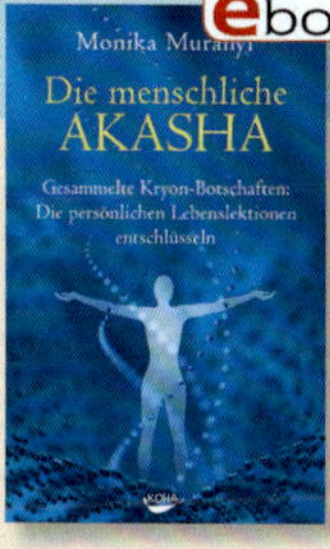

Monika Muranyi
Die menschliche Akasha
Gesammelte Kryon-Botschaften: Die persönlichen Lebenslektionen entschlüsseln

gebunden, 304 Seiten
€ [D] 18,95 / € [A] 19,50
ISBN 978-3-86728-273-4

Haben Sie sich schon einmal gefragt, wo Ihre Persönlichkeit eigentlich herkommt? Oder Ihre Ängste und Phobien? Und wie werden eigentlich Wunderkinder hervorgebracht? Haben Sie vielleicht schon einmal gelebt? Den Antworten auf diese und andere Fragen widmet sich dieses Buch – eine Zusammenstellung all dessen, was Kryon jemals über die Akasha durchgegeben hat. Monika Muranyi hat zudem mehr als dreißig weitere Fragen an Kryon gestellt. Dank ihres Engagements können wir besser verstehen, was die menschliche Akasha ist, wo sie sitzt, was darin enthalten ist und wie wir in ihr »schürfen« können.

ebook

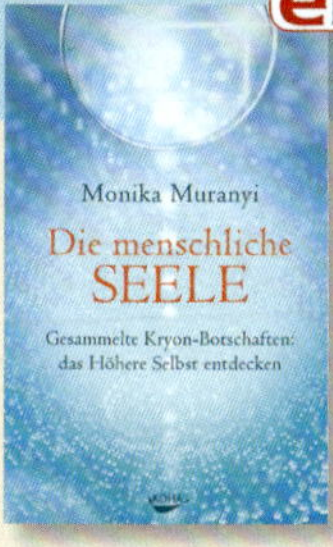

Monika Muranyi
Die menschliche Seele
Gesammelte Kryon-Botschaften: Das Höhere Selbst entdecken

gebunden, 304 Seiten
€ [D] 18,95 /€ [A] 19,50
ISBN 978-3-86728-300-7

Was passiert mit uns nach dem Tod? Haben wir überhaupt eine Seele, und wenn ja, wo wird sie dann sein und was macht sie eigentlich? Sind manche Seelen höher entwickelt als andere? Und ist die Seele womöglich viel mehr, als wir meinen? Das sind nur einige der Fragen, die Kryon nach und nach beantwortet. Dies ist der dritte Teil der themenbezogenen Kryon-Trilogie über multidimensionale Energien. Hier geht es um alles, was Kryon in den letzten drei Jahren über die Seele des Menschen durchgegeben hat. Kryon öffnet das Gefäß des Wissens darüber, was die Seele genau ist und warum sie in dieser Zeit der Bewusstseinsentwicklung etwas so ungeheuer Besonderes ist.

Pierre Franckh

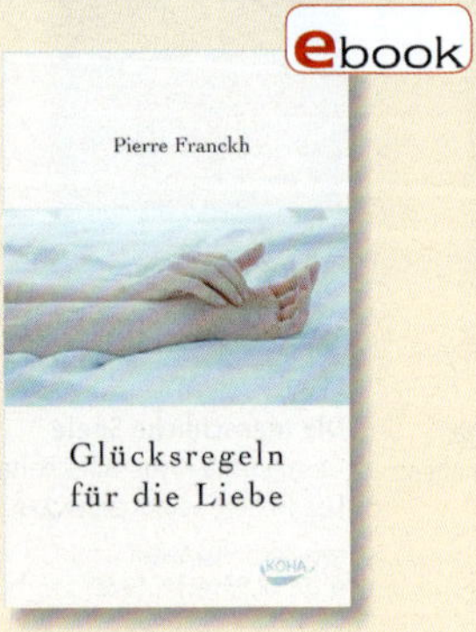

Pierre Franckh
Glücksregeln für die Liebe

gebunden, 192 Seiten
€ [D] 12,95 / € [A] 13,40
ISBN 978-3-936862-50-8

Nicht nötig, länger einsam zu sein – mit den Tipps aus diesem Ratgeber findet wirklich jeder den ersehnten Seelenpartner! Pierre Franckhs Glücksregeln sind so einfach wie effektiv. Dabei werden eigene Wünsche erarbeitet, »Liebes-Irrtümer« ausgeräumt und das Selbstbewusstsein gestärkt. Ein feinfühliger Wegweiser zur Traumbeziehung.

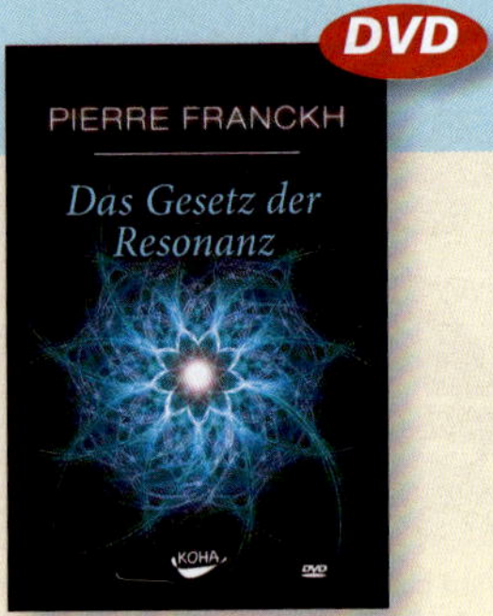

Pierre Franckh
Das Gesetz der Resonanz

DVD, 60 min.
€ [D/A] 21,95
ISBN 978-3-86728-110-2

Wir leben in aufregenden Zeiten! Erstmals in der Geschichte zeigen neueste wissenschaftliche Erkenntnisse, dass alte Weisheitslehren recht hatten: Jeder Gedanke hat eine Wirkung. Das Herz hat die größte Ausstrahlung. Wir sind mit allem verbunden.
In dieser spannenden Dokumentation präsentiert Erfolgsautor Pierre Franckh international renommierte Experten und Wissenschaftler sowie ihre Erkenntnisse und stellt die Frage: Warum funktioniert Wünschen tatsächlich? Können wir nur mit Gedankenkraft unsere DNA verändern? Und: Haben wir wirklich Zugang zu allen Informationen des Universums? Faszinierende Fakten, ungewöhnliche Geschichten und viele Praxistipps zum richtigen Denken und Wünschen.

Pierre Franckh

Pierre Franckh

Wünsch es dir einfach – aber mit Leichtigkeit

gebunden, 208 Seiten
€ [D] 9,95 / € [A] 10,30
ISBN 978-3-86728-037-2

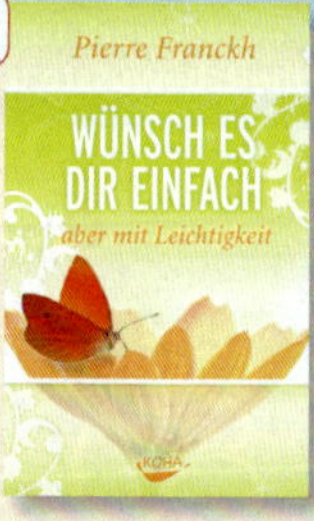

Bestseller-Autor Pierre Franckh ermutigt uns auf liebevolle Weise, überholte Denkmuster aufzulösen, damit sich unsere sehnlichsten Wünsche erfüllen können. Diesmal widmet er sich den Schwerpunkten: Geld, Gesundheit und Job. Natürlich dürfen auch die berührenden und heiteren Erfolgsgeschichten von begeisterten »Wünschern« nicht fehlen.
Achtung: Die »Wünsch es dir einfach« – Bücher könnten Ihr Leben verändern!

Pierre Franckh

Wünsch es dir einfach – aber richtig

gebunden, 240 Seiten,
€ [D] 9,95 / € [A] 10,30
ISBN 978-3-86728-031-0

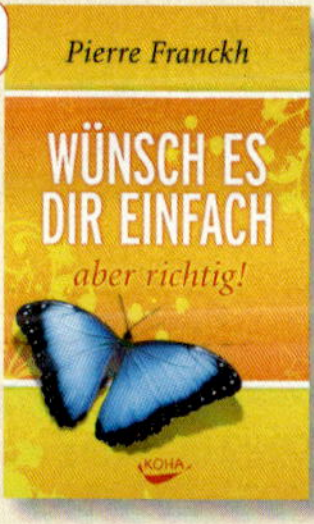

Pierre Franckh beschreibt, wie auch die ganz großen Wünsche funktionieren, welche Fehler passieren können und wie man sie vermeiden kann. Darüber hinaus öffnet Franckh sein ganz privates Schatzkästchen und zeigt uns seine exakten Wunschformulierungen, mit denen er sich seine Partnerin, sein Haus sowie Geld und Erfolg im Beruf gewünscht hat.

Pierre Franckh

Wünsch dich schlank

gebunden, 256 Seiten
€ [D] 9,95 / € [A] 10,30
ISBN 978-3-86728-114-0

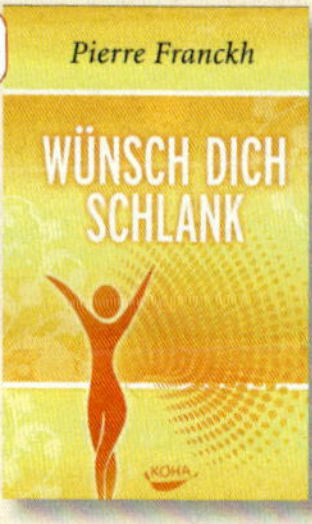

Abnehmen ist ganz einfach.
Wir müssen nur wissen, wie!

Können wir unseren Körper durch Gedankenkraft beeinflussen? Eindeutig ja. Dein Körper agiert nicht – er reagiert, und zwar auf die kleinsten Nervenimpulse. Bereits ein einziger Gedanke bewirkt hier »wahre Wunder«.

beruhigt sein. Das Design ist schon alt, neue Produkte mit neuen Funktionen kommen auf den Markt, die diesjährigen Modefarben – die Zahnräder drehen sich unaufhörlich weiter und unsere Wohnungen füllen sich mit fast ungebrauchten, elektrischen Geräten und niemals getragenen Kleidungsstücken.

Diese Zahnräder anzuhalten, das ist in der heutigen Gesellschaft ein Tabu. Weil ein Zahnrad mit dem nächsten verbunden ist und alle zusammen die treibende Kraft der Gesellschaft geworden sind. Solange wir in der Zivilisationsgesellschaft leben, sind wir – mehr oder weniger – in diese Gesellschaft eingebunden.

Das riesige Monster des Kapitalismus kennt unsere größte Schwäche. Das ist die Achillessehne des Herzens mit Namen »Überlegenheitsgefühl«.

Mehr haben als andere, mehr Geld besitzen als andere, ein größeres Haus bewohnen. Dadurch fühlen wir uns bedeutender als andere Menschen. Das kennen Sie sicher alle selbst nur zu gut. Dieses Gefühl von Überlegenheit, nach dem jeder strebt, geschickt anzuregen, um Menschen zu veranlassen, Dinge zu kaufen, das ist die Grundlage des heutigen Gesellschaftssystems.

Das eifrige Sammeln und Horten von Dingen und Geld bedeutet, den Fluss der Ressourcen der Erde aufzustauen. Und das bedeutet gleichzeitig das Aufstauen der Lebensenergie.

Wir Menschen haben einige tausend Jahre gebraucht, um diese fiktive Welt aufzubauen. Und, noch schärfer formuliert: Nur eine Handvoll Menschen hat, absichtlich, eine solche Gesellschaftsstruktur geschaffen.

Was im kommenden Zeitalter am wichtigsten ist, ist der »Kreislauf«. Wir müssen darauf achten, dass alles immerzu im Fluss bleibt. Wir sollten uns beim Geld zwar einerseits überlegen, wie wir es sparen, gleichzeitig aber auch, wie wir es ausgeben wollen. Denn die Summe, die wir in unserem Leben ausgeben können, ist beschränkt.

Genauso müssen wir, von einer höheren Warte aus betrachtet, bedenken, wie viele Ressourcen der Erde wir abbauen und verwenden und wie viele wir recyceln wollen. Auch die Ressourcen der Erde sind beschränkt.
Wir Menschen sind jetzt an einem wichtigen Wendepunkt angelangt, an dem wir unseren Lebensstil ändern müssen. Wenn wir weiter in den ausgefahrenen Gleisen bleiben und nur die Schienen reparieren, wird es vielleicht bald schwierig werden, auf dieser Erde zu leben.

Ist nicht letztendlich die Suche nach dem Glück eine Suche nach dem Selbst?
Das Glück ist nicht, wie in der Geschichte vom »Blauen Vogel« (L'oiseau Bleu) von Maurice Maeterlinck etwas, das irgendwo anders hinfällt, sondern es müsste sich eigentlich jetzt in Ihren Händen befinden.
Sicher waren Sie in Ihrer Kindheit einmal sehr aufgeregt, weil Sie unversehens den Sinn des Lebens gespürt haben und darüber, vor lauter Eifer, völlig die Zeit vergessen haben. Mit dem Erwachsenwerden werden solche Erfahrungen ganz tief hinten in der Schublade verstaut und weggeschlossen. Und schließlich vergessen wir sogar, wo wir den Schlüssel hingelegt haben.
Aber diese Erfahrungen sind nicht verloren. Wenn wir wollen, können wir sie jederzeit zurückholen. Wenn Sie aufrichtigen Herzens das, was Sie wollen, zu suchen beginnen, beginnt Ihr Leben wieder in Fluss zu kommen.
Betrachten Sie deshalb sowohl Ihre Arbeit als auch die Freizeit und Ihre Beziehung als den Ausgangspunkt für Ihr Gefühl der Erregung. Bei denjenigen von Ihnen, die dieses Gefühl der freudigen Erwartung bisher in ihrem Leben nicht gespürt haben, ändert sich bestimmt vieles.

Zunächst wird Ihr Körper lebendig und gesund. Das kommt daher, dass dieses Gefühl das Wasser, aus dem der größte Teil des Körpers besteht, reinigt. Würde ich versuchen, die Körperflüssigkeiten in ihrer Kristallform zu fotografieren, dürften dabei ganz sicher wunderbare Kristalle entstehen.

Es gibt eine Therapie für Krebspatienten, die »Lebenssinn-Therapie« heißt. Dadurch, dass die Krebspatienten einen Lebenssinn finden, indem sie Reden halten, Bergsteigen gehen, Witze hören oder Komödien sehen und herzlich lachen, wird das Immunsystem des Körpers angeregt. Das Krebsgeschwür wird kleiner und die Wiedererkrankungsrate wird geringer. Einen Lebenssinn zu haben ist gleichbedeutend damit, das Gefühl der Erregung wieder ins Leben hereinzuholen.

Die Tatsache, dass auf diese Art und Weise die Seele einen Einfluss auf den Körper hat, beginnt bereits zum medizinischen Allgemeinwissen zu werden. Den ganzen Körper mit anregenden Schwingungen zu erfüllen, das ist das größte Geheimnis, um gesund zu leben.

Des Weiteren hängt das Angeregtsein mit einer Steigerung der Fähigkeiten zusammen. Jeder ist bei Tätigkeiten angeregt, die er liebt und die er gut kann.

Prof. Funai Yukio, der als Unternehmensberater beim Allgemeinen Funai Forschungsinstitut bereits dreitausend Firmen beraten hat, behauptet, dass man ein paar Tricks kennen muss, wenn man die Fähigkeiten von Firmen oder von Menschen steigern will. Als einen seiner Tricks beschreibt er die Methode: »Die Stärken ausbauen«.

Kurz gesagt handelt es sich darum, sich auf die positiven Punkte zu konzentrieren und diese nach Belieben zu verstärken. Man kümmert sich also nicht um die Schwachstellen. Indem man das Positive verstärkt – so heißt es – wird jeder seine Fähigkeiten entfalten und auch die Schwachpunkte werden dabei verbessert.

Beim Handel ist man darauf bedacht, die Ladenhüter rasch loszuwerden. Doch auch unter den Ladenhütern gibt es Produkte, die sich eigentlich gut verkaufen könnten. Bei einer Boutique, die grundsätzlich gut verkauft, kann man den Umsatz dadurch steigern, dass man diese Stücke im Schaufenster ausstellt.
Auf diese Weise konzentriert man sich auf das, »was sich jetzt am besten verkauft«, »was sich jetzt entwickelt«, auf »das stärkste Feld« und stärkt diese Produkte.
Das lässt sich auch auf den Menschen übertragen. Fokussiert man sich auf das, was dieser Mensch am liebsten tut und was er am besten kann, das heißt, auf das, »was diesen Menschen anregt«, ist es am sinnvollsten, wenn man ihn dies so oft tun lässt, wie er möchte. Auf diese Weise können die Fähigkeiten dieses Menschen in ihren verschiedenen Facetten »aufblühen«.

Dabei fällt mir die Hydroponische Landwirtschaft (Hydrokultur) ein. Beim Einsatz dieser Technologie kann man von einer Tomatenpflanze über tausend Tomaten ernten.
Wie kann so etwas, das wie ein Wunder anmutet, geschehen? Im Falle der Hydrokultur dürfen sich die Wurzeln der Pflanze in, mit Nährstoffen angereichertem Wasser ausbreiten. Im Gegensatz zu der Erde, die Widerstand beim Wachstum leistet, können sich die Wurzeln tatsächlich, wie sie wollen, im Wasser ausbreiten und so viele Nährstoffe aufnehmen, wie sie wollen.
Dadurch, dass die Wurzeln in die von ihnen gewünschte Richtung wachsen können, entfaltet die Tomatenpflanze ihre ganzen verborgenen Fähigkeiten. Ich habe einmal die Versuchsanstalt des Erfinders der Hydroponischen Landwirtschaft, des verstorbenen Professors Nozawa Shigeo, besucht und die mit der Hydroponischen Methode gezogenen Tomatenpflanzen besichtigt. Ihre Gestalten waren wirklich Meisterwerke.

Der Mensch ist genauso. Sowohl beim Sport als auch beim Lernen – wenn ein heranwachsendes Kind das tut, was es liebt, so ermutigen Sie es bitte. Und wenn es ihm gut glückt, loben Sie es bitte. Je öfter man ihm sagt: »Das hast du gut gemacht!«, desto mehr strahlt das Gesicht und die Bewegungen werden geschickter. Auf diese Weise kann es wahrscheinlich seine Talente auf das Vorteilhafteste entfalten.

Die Wasserkristalle zeigen uns ganz deutlich, mit welchen Worten wir andere Menschen ansprechen sollten, damit sich deren Fähigkeiten rege entwickeln können.
Zeigt man dem Wasser den Befehl »Tu das!«, bildet es keinen guten Kristall aus. Das ist auch bei »Du Dummkopf!« so. Am wenigsten darf man den Ausdruck »Das geht nicht!« benutzen. Löschen Sie diese Worte doch bitte aus Ihrem Sprachschatz.
Benutzen Sie stattdessen »Danke«, »Wollen wir das so machen?«, »Ich mag dich!«, »Das ist wirklich schön!«, »Das ist ausgezeichnet gelungen!« … Bitte bemühen Sie sich darum, möglichst nur solche schönen, warmen Worte zu verwenden.
Die Worte, bei denen das Wasser des Körpers schöne Kristalle zeigen würde, sind diejenigen, die eine ruhige und sanfte Stimmung verbreiten. Jeder, der in eine solche Stimmung versetzt wird, entfaltet seine Fähigkeiten zur Genüge und kann die Dinge frohgelaunt anpacken.
Beispiele wie das folgende habe ich bereits in meinem früheren Buch vorgestellt. Gekochter Reis wurde in drei Gläser gefüllt. Einem Glas sagte man »Danke!«, einem anderen »Du Dummkopf!« und das dritte sprach man überhaupt nicht an, sondern ignorierte es. Dadurch fermentierte der mit »Danke!« angesprochene Reis und gab einen guten Duft von sich; der mit »Du Dummkopf!« angesprochene verfaulte und wurde ganz schwarz. Der am schlimmsten verfaulte Reis war jedoch derjenige, der

ignoriert worden war: Von ihm ging ein penetranter Gestank aus. Zu dieser Geschichte gibt es noch ein Nachspiel: Nachdem dieses Ergebnis bekannt geworden war, wurden diese drei Gläser in eine Volksschule gebracht, es war ein Grundschulpädagoge, der diesen Versuch durchführte. Alle Gläser wurden nun gleichermaßen beachtet und freundlich angesprochen. Nach einer Weile hatte sich auch bei den vorher stinkenden zwei Gläsern der Duft genauso entwickelt wie der des ursprünglich mit »Danke« angesprochenen Reises, er war süß-sauer geworden.
Das zeigt, dass auch ein bereits verfaulter Reis – wenn er wieder mit Aufmerksamkeit bedacht und angesprochen wird – sich regeneriert. Aus dieser Tatsache lässt sich vieles ableiten.
Nehmen wir zum Beispiel die Krankheiten. Hat man sich eine gesunde und nach vorwärts gerichtete seelische Grundhaltung bewahrt, bedeutet es, dass man sich von jeder Krankheit wieder erholen kann.

Der Vorsitzende der Japanischen Gesellschaft für holistische Medizin, Herr Shinichirô Terayama, war ursprünglich ein rastloser und erfolgreicher Geschäftsmann, als er die Diagnose »Nierenkrebs im Endstadium« erhielt. Ab diesem Zeitpunkt integrierte er jeden Morgen die Anbetung der über seinem Luxusapartment aufgehenden Sonne in sein tägliches Arbeitspensum und machte die Erfahrung, dass der Krebs langsam, aber vollständig geheilt wurde.
Als Herr Terayama bemerkte, dass sein ganzes Leben sich erneuerte, während er die wunderbare Morgensonne betrachtete, kam ihm ganz spontan das Wort »Danke« über die Lippen. Da er, ohne die Augen vor dem Krebs zu verschließen, »Danke« sagte, begannen die Zellen sich zu regenerieren.
Durch »Ansprechen« auf das Leben Einfluss zu nehmen, hat eine größere Wirkung, als wir uns vorstellen können.

Das zweiminütige Leben eines Wasserkristalls. Vom Erscheinen bis zum Wegschmelzen eines Wasserkristalls vergehen nur zwei Minuten. In dieser kurzen Zeitspanne entrollt sich die gesamte Lebensgeschichte.

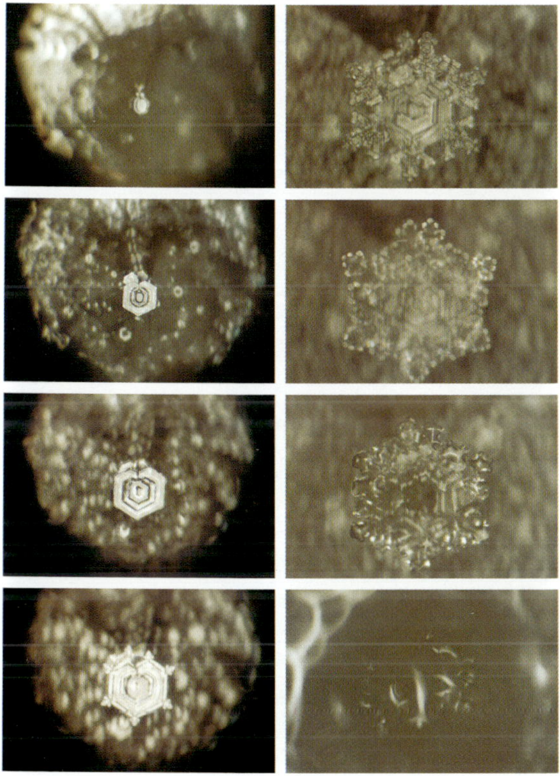

Die am Rand des gefrorenen Wassertropfens entstandenen kleinen, weißen Körner wachsen schnell. In kürzester Zeit entsteht ein herrlich geschmückter, funkelnder Kristall, der dann schließlich schmilzt.

Das Wasser liest Worte.
Das ist ein Versuch, bei dem Wasser in einer Glasflasche Worte gezeigt werden. Wie wird das Wasser wohl die Bedeutung der Worte interpretieren?

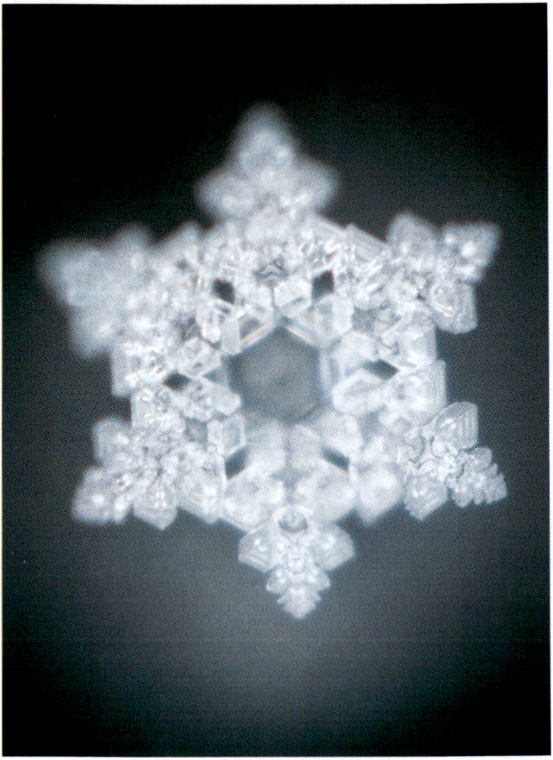

»Glück«: Das ist die perfekte Schönheit, Harmonie. Wie ein fein geschliffener Diamant. Vielleicht ist Harmonie eine Bedingung für Glück.

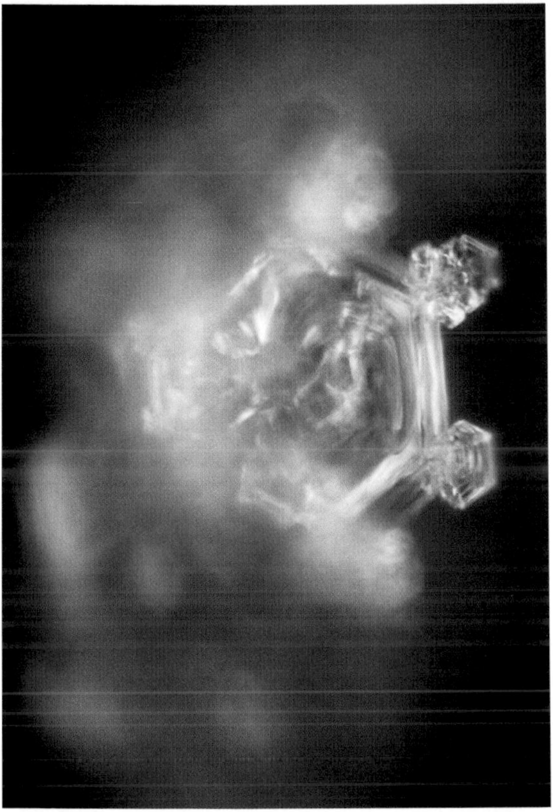

»Pech«: Das ist ein schwacher Kristall, der sich nicht ins Gleichgewicht bringen kann. Aber es sieht so aus, als ob das Wasser versuchen würde, einen Kristall auszubilden. »Pech« ist wohl nicht das Gegenteil von »Glück«, sondern der Weg zum Glück.

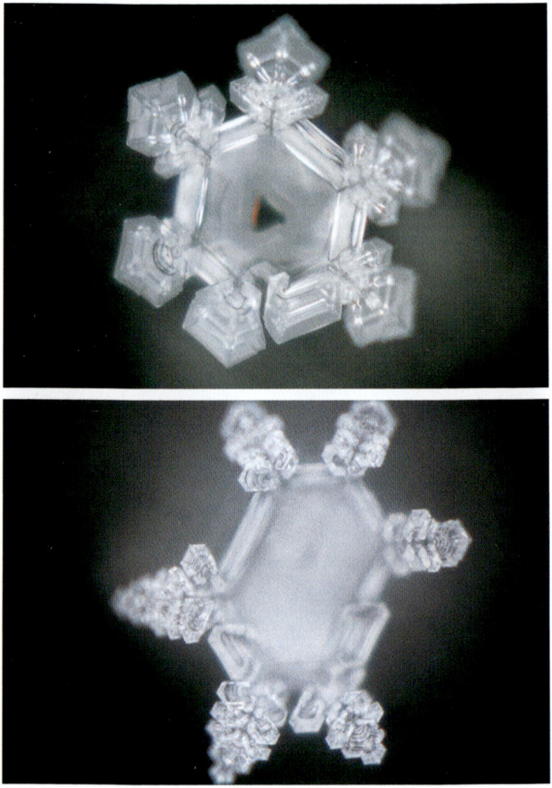

oben: »Halte durch, streng dich an«
unten: »Du bist so, wie du bist«
»Halte durch, streng dich an« sieht etwas verkrampft und angespannt aus. »Du bist so, wie du bist« ist wohl ein Ausdruck, der Individualität zulässt; der Kristall zeigt ein Bestreben zur Ausdehnung und Einzigartigkeit.

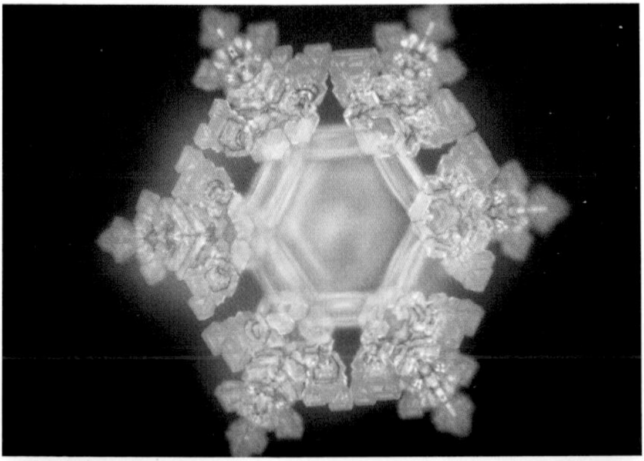

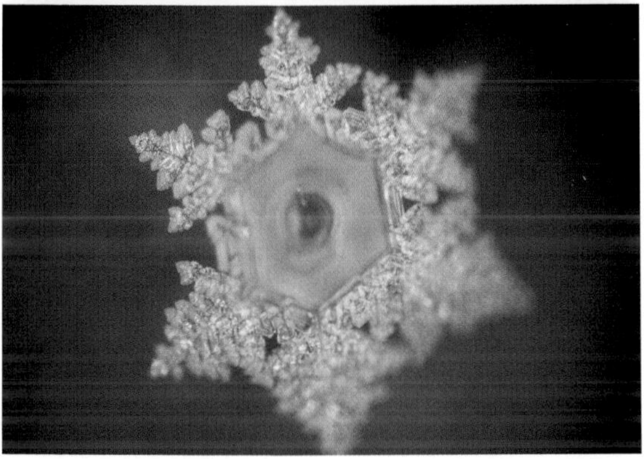

oben: »Das ist wirklich schön!«
unten: »Mach es schön ordentlich«
»Das ist wirklich schön!« zeigt eine natürlich schöne Form, »Mach es schön ordentlich« ist etwas verzogen. Es ist also besser etwas zu loben wie es ist, als Druck auszuüben.

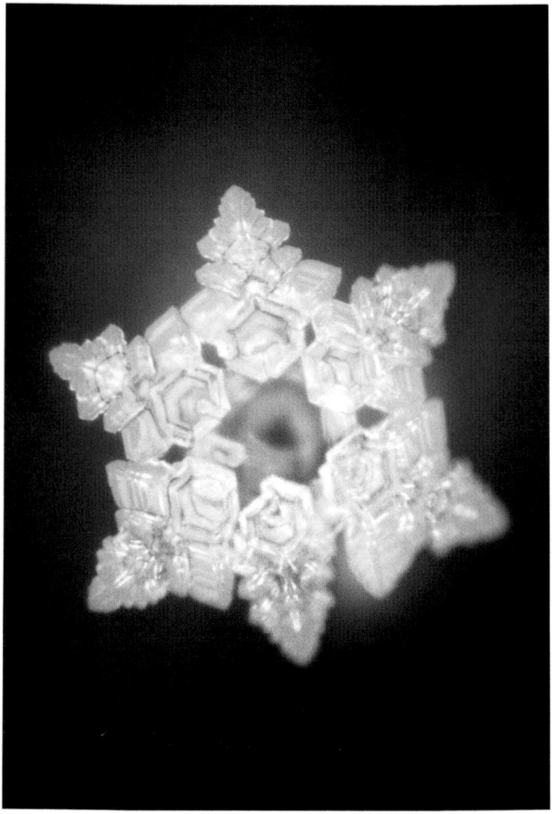

»Das ist ausgezeichnet gelungen!«

»Das ist ausgezeichnet gelungen!« bildet einen herrlich ausgewogenen Kristall. Das deutet darauf hin, dass es eine gute Wirkung hat, wenn man etwas lobt.

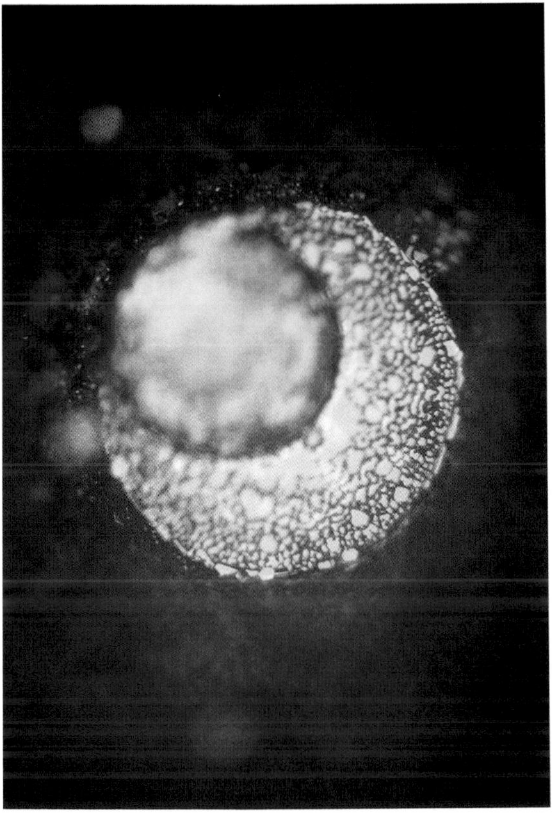

»Das geht nicht!«

»Das geht nicht!« hat keine schönen Kristalle ausgebildet. Wer so etwas gesagt bekommt wird immer traurig. In dem natürlichen Ablauf der Natur ist für »Das geht nicht!« kein Platz.

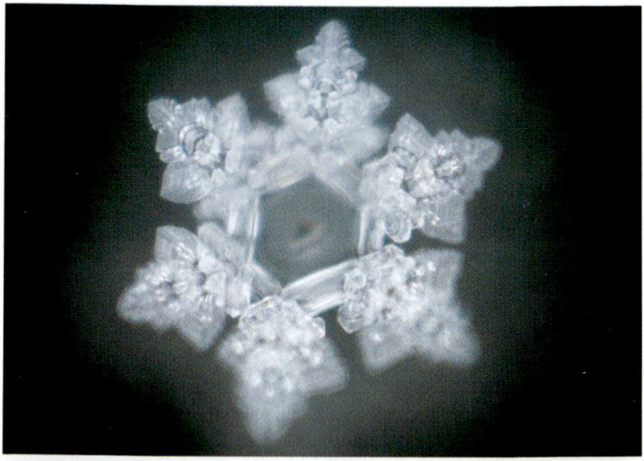

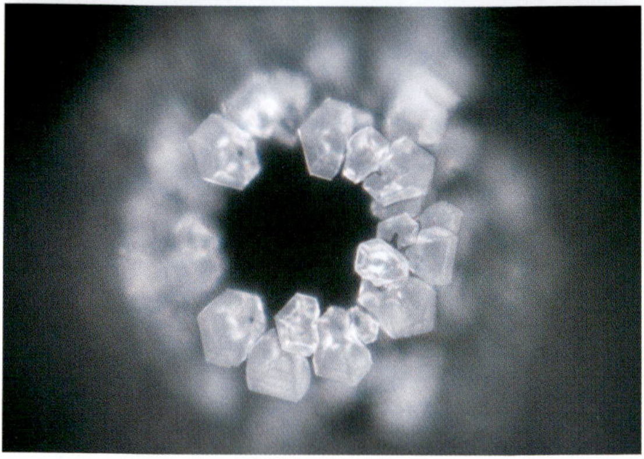

oben: »Ich mag!«
unten: »Hassen«
»Ich mag!« erzeugt ein Glücksgefühl, bei dem sich die Seele öffnet, »Hassen« vermittelt im Gegensatz dazu ein Gefühl der Verschlossenheit. Dass dabei im Inneren ein Loch entsteht, liegt wohl daran, dass Lebensenergie verloren geht.

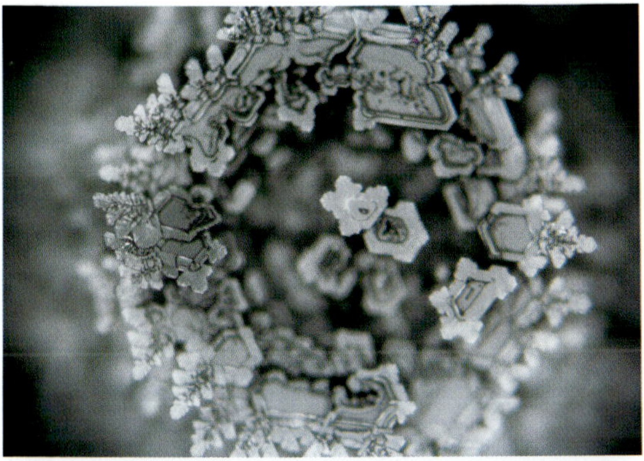

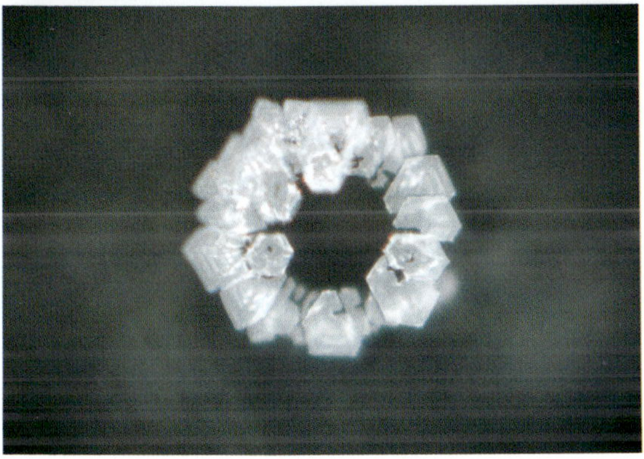

oben: »Kraft«
unten: »kraftlos«
»Kraft« ist einzigartig und unordentlich. Mit dem Einsatz von Kraft alleine kann man grundsätzlich kein Projekt durchführen. »Kraftlos« ist dem »Hassen« ähnlich: Das Innere wird ganz leer und die Kraft wird entzogen.

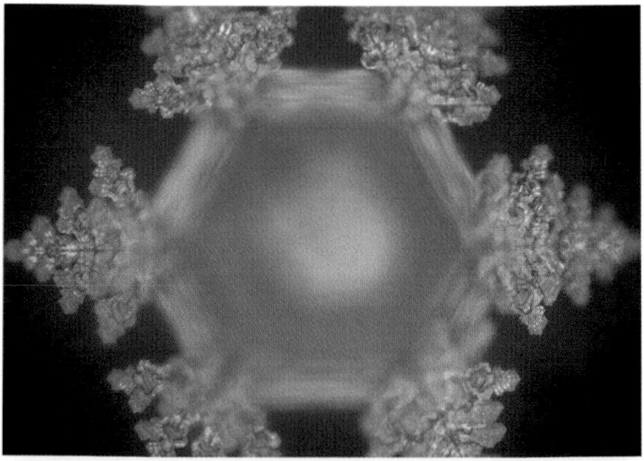

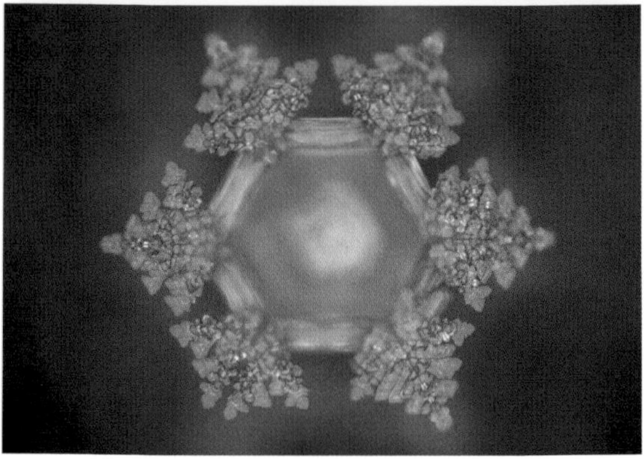

»Gelassenheit«
Wenn man sich mit Gelassenheit an ein Projekt macht, entwickelt man wohl die meiste Kraft.
Der Kristall ist so groß, dass er mit der üblichen Vergrößerung nicht ganz auf das Bild passt, unten ist er nochmals ganz abgebildet.

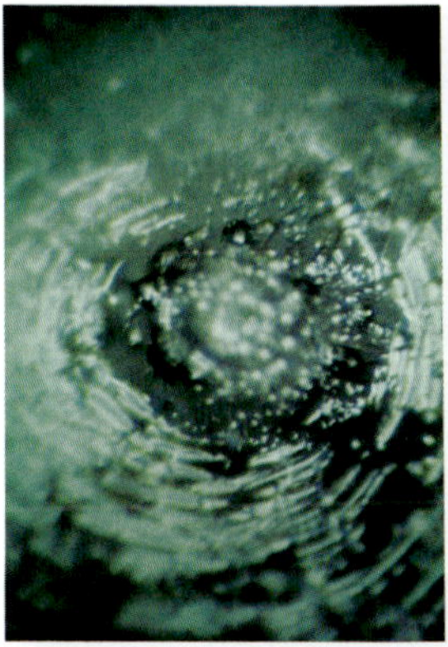
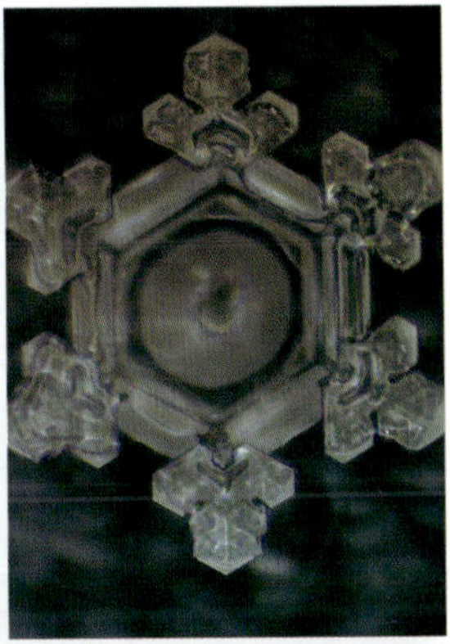
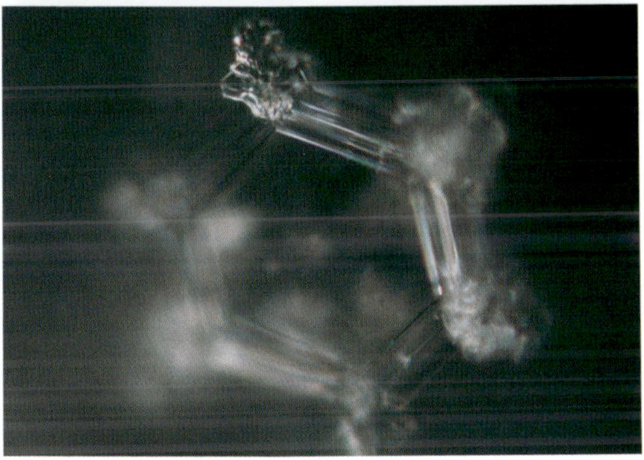

oben links: »Dummkopf«, oben rechts: »Danke«
unten: »Danke, Dummkopf«
Wenn man die beiden bereits im vorherigen Band vorgestellten Worte kombiniert, versucht das Wasser einen – wenn auch schwachen – sechseckigen Kristall auszubilden. Das bedeutet wohl, dass die Kraft von »Danke« stärker ist.

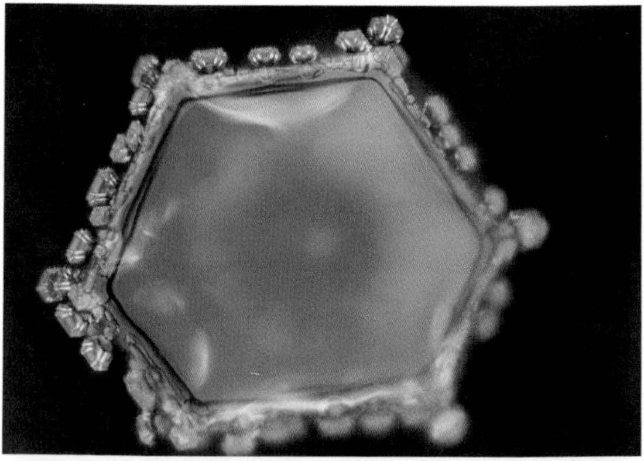

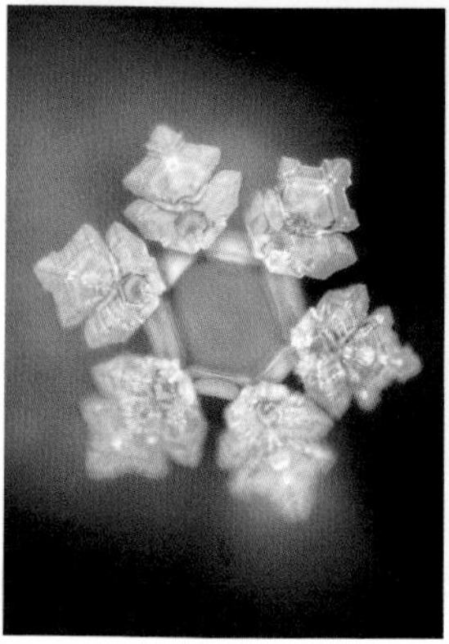

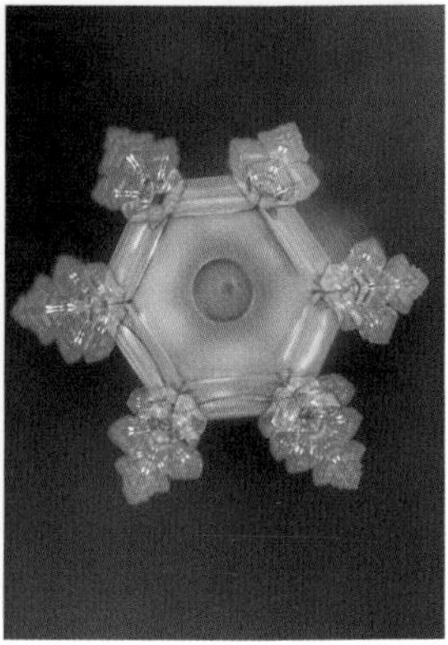

»Danke« auf Malaiisch

unten links: »Danke« auf Tagalog, unten rechts: »Danke« auf Portugiesisch

Eine Serie von »Danke« in verschiedenen Sprachen. Das Malaiische ist sehr außergewöhnlich. Da der Ursprung der Worte jeweils ganz verschieden ist, ergeben sich auch ganz unterschiedliche Kristalle.

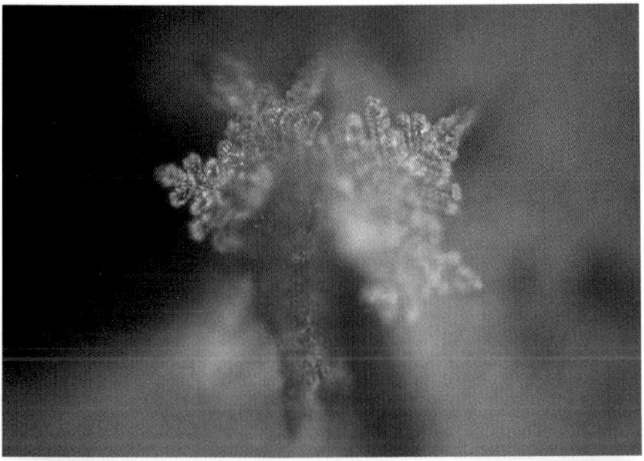

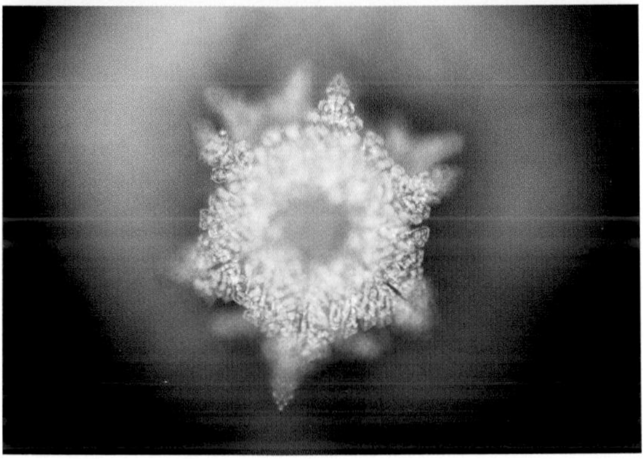

oben: »Krieg«
unten: »Frieden«
»Krieg« habe ich etwa zwei Monate vor den Terroranschlägen in Amerika aufgenommen, es sieht so aus, als würde ein Jet in etwas hineinstürzen. Der Frieden sieht so aus, als würden sich Menschen wohlwollend die Hände reichen.

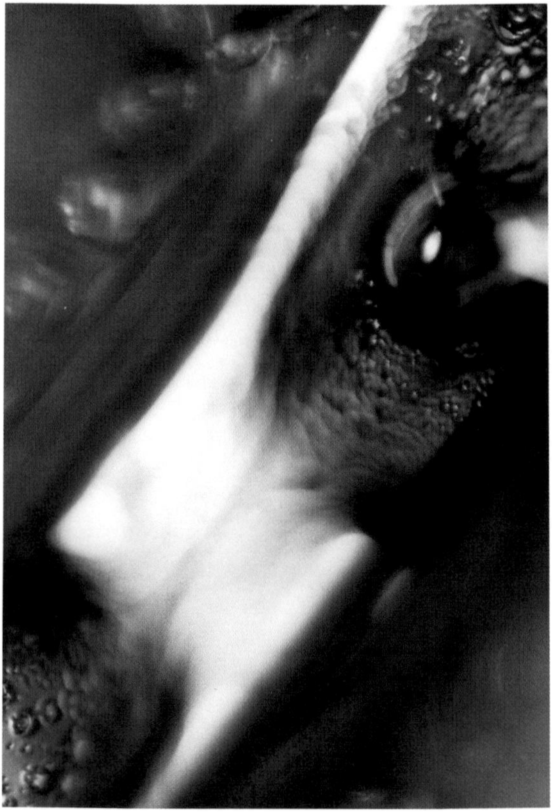

»11. September 2001, New York City«
Die Terroranschläge in Amerika, die die ganze Welt erschütterten. Das ist einer der Wasserkristalle, die diese Worte gesehen haben. Eine Fotografie, die tatsächlich das Bild einer Landschaft aus einem Albtraum abbildet.

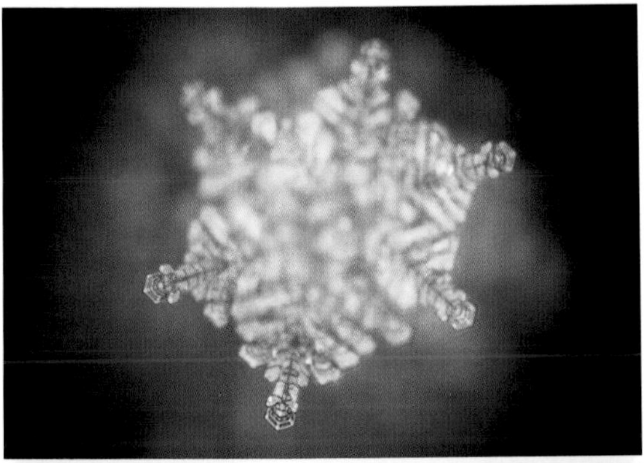

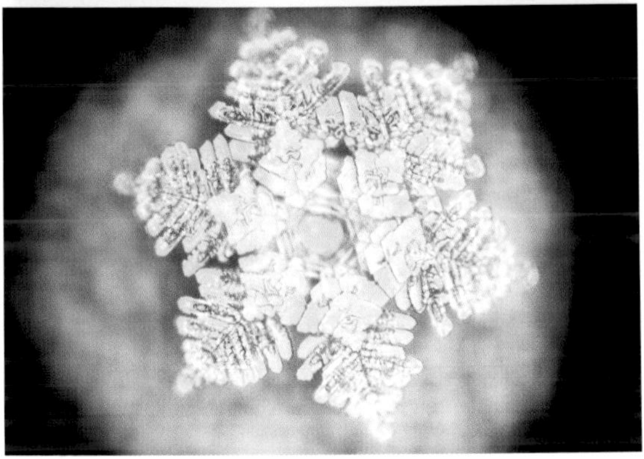

oben: »Koexistenz«
unten: »Wettbewerb«
»Koexistenz« sieht so aus, als würden sich zwei Kristalle ganz natürlich verbinden. »Wettbewerb« ist unerwartet schön, darüber war ich sehr erstaunt. Ein auf bestimmten Regeln basierender, gesunder Wettbewerb ist wohl nötig.

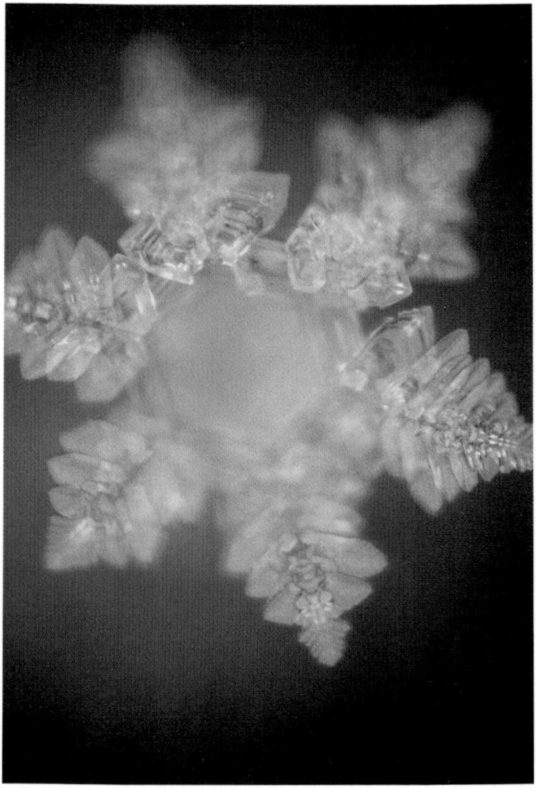

»Sicherheit«. Das wurde ein sich groß ausdehnender Kristall. Es ist wohl dieses Wort, das die modernen Menschen heute am dringendsten benötigen. Diese Kristallfotografie möchte ich am liebsten in meine Hosentasche stecken und überallhin mitnehmen.

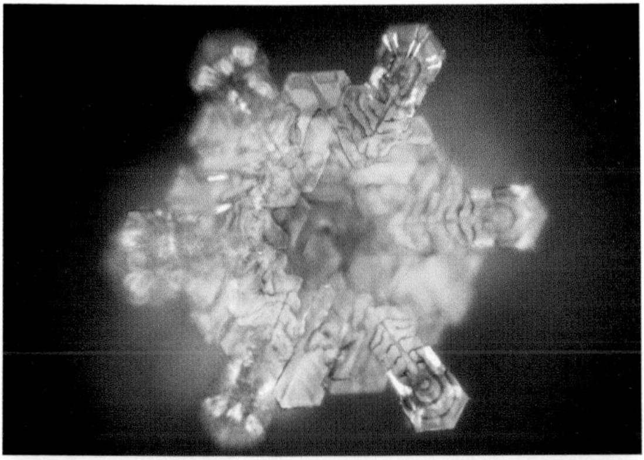

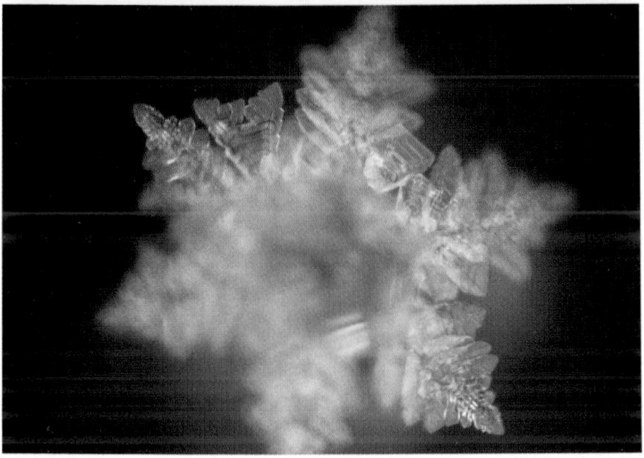

oben: »Glücksgottheit«
unten »Gottheit der Armut«
»Glücksgottheit« erscheint voll und rund, »Gottheit der Armut« ist spitz, scharf oder schrill. Ist unser Leben also zu stressig, wird sich das Glück vermutlich nicht einstellen.

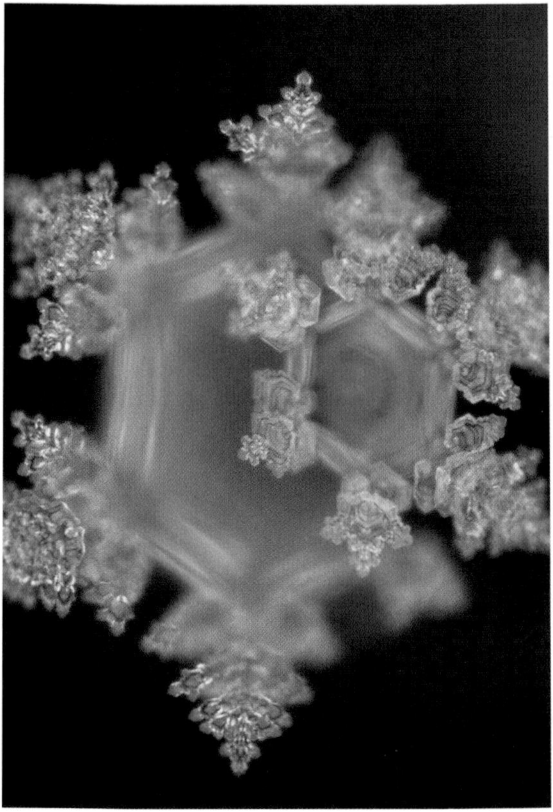

Liebe zwischen den Ehepartnern

Die Ehe ist wohl eine Beziehung auf der Basis einerseits von Rücksicht, andererseits aber auch von Vertrauen. Von Zeit zu Zeit sollte man dabei abwechseln, aber ich bin eher jemand, der sich auf das Vertrauen verlässt.

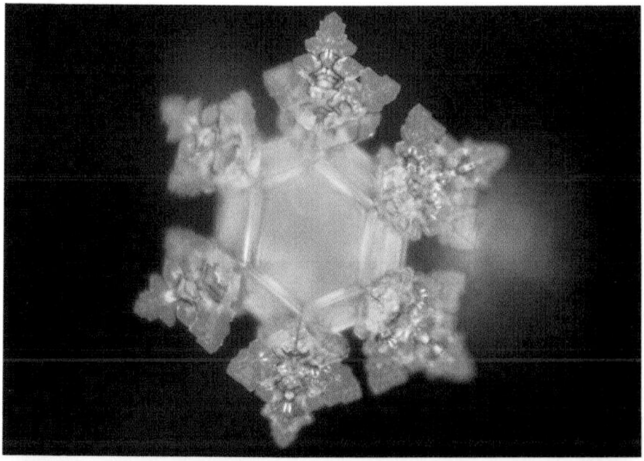

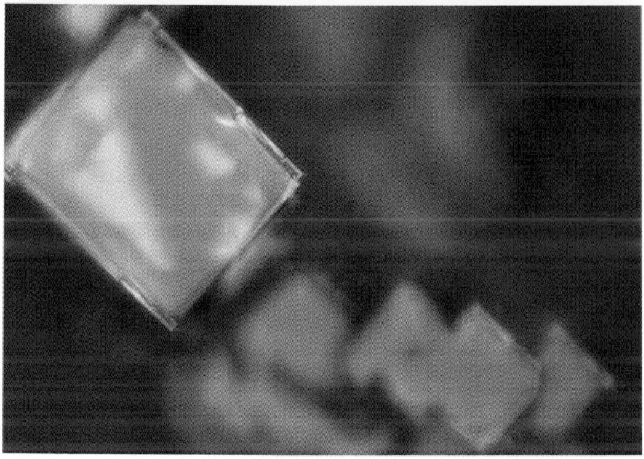

oben: »Mamas Küche«
unten: »Fertiggerichte«
»Mamas Küche« ist ein vertrauter Geschmack: heiß und wohl duftend. Was lässt sich damit vergleichen? Die Fertiggerichte?

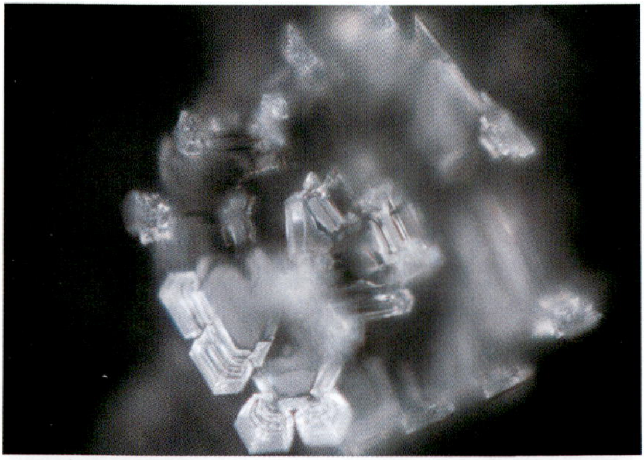

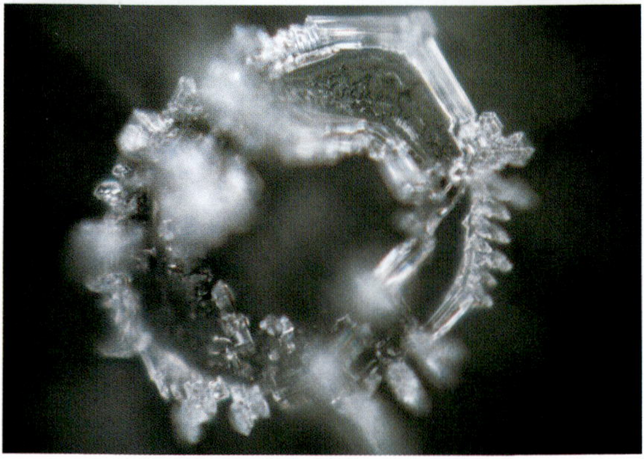

oben: »materielle Dinge und Geld«
unten: »Erdöl«
Das sind die Dinge, welche die heutige Gesellschaft bewegen. Sie selbst sind nicht schlecht, aber wenn man sich zu sehr darauf fokussiert, wird das Gleichgewicht gestört und die Gesellschaft gerät in ein Durcheinander.

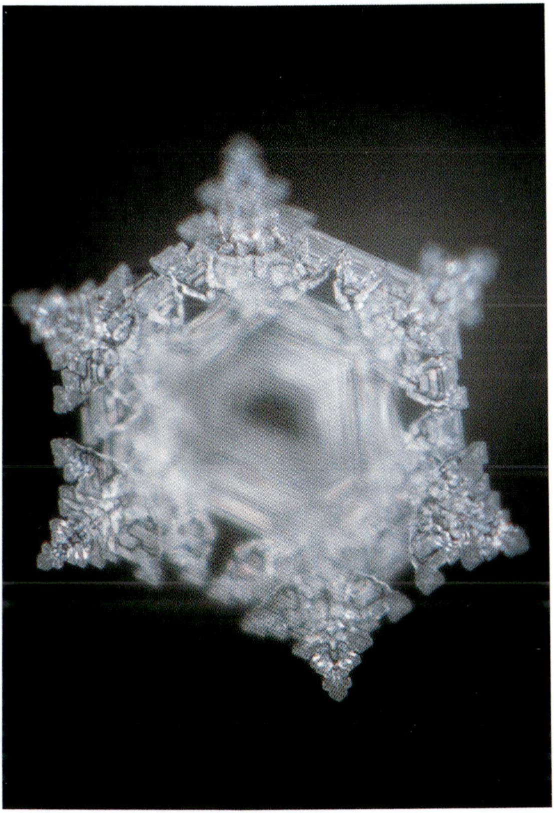

»Hanf«

Ich habe es im Kapitel 5 genauer beschrieben, auf diese Pflanze setzt man große Hoffnungen als zukünftiges Rohmaterial. Man kann viele Produkte damit herstellen und, wie sich hier zeigt, seine Schwingungen sind gut.

Melodien der Heilung, die die Seele berühren.
Schöne Musik mit heilender Wirkung. Was für Kristalle entstehen wohl, wenn man dem Wasser heilende Musik vorspielt.

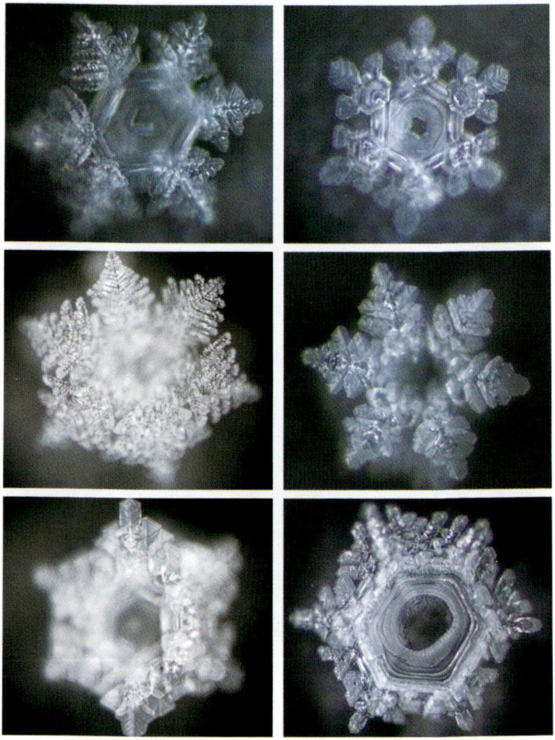

Alan Roubik: »Schlüssel zu meinem Herzen« (»Keys to My Heart«) 1-6
Wenn Alan Roubik dem Wasser auf dem Klavier seine Kompositionen vorspielt, bildet es immer sehr filigrane, funkelnde Kristalle aus. Das zeigt, dass seine Musik heilende Wirkung hat.

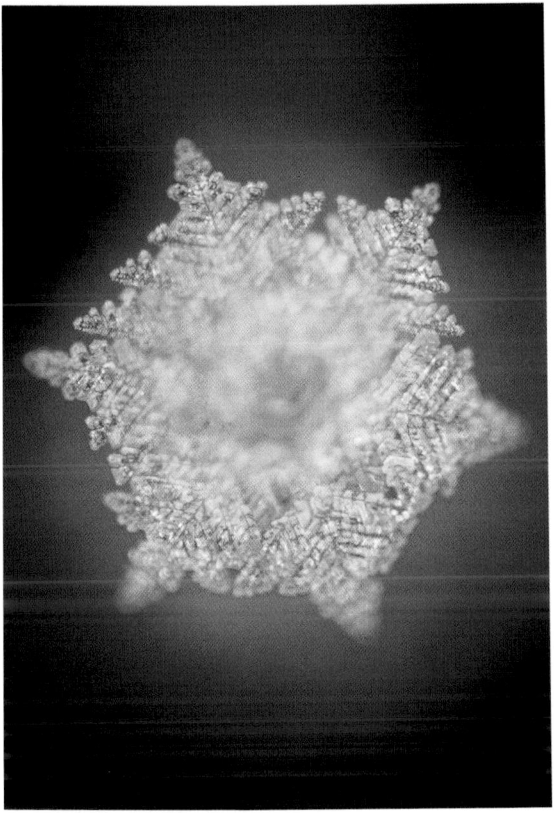

Smetana »Die Moldau«
Schon beim Betrachten dieses Kristalls kann man die Schönheit dieser Musik erspüren. So, als würde man die herrliche Melodie des ursprünglichen Musikstücks genießen.

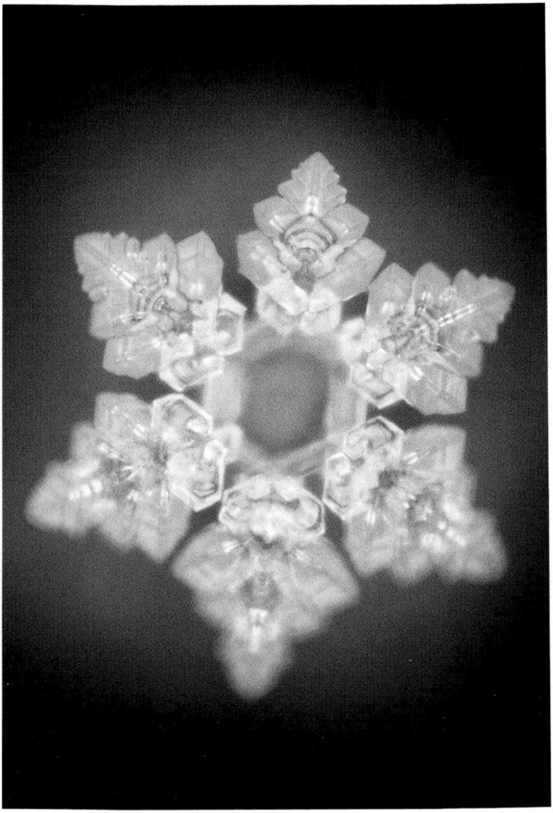

Mendelsohn: »Hochzeitsmarsch«
Fröhliche Marschmusik, die zu Hochzeiten gespielt wird. Wie auch die Musik selbst, ist der Kristall wie eine blühende Blume. Hier kann man sich gut die schöne, strahlende Braut vorstellen.

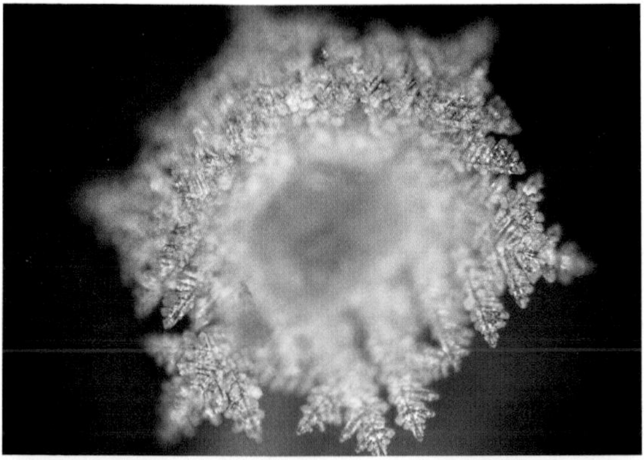

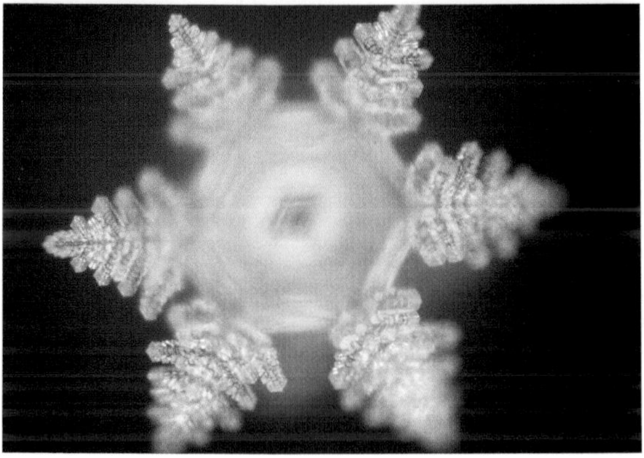

oben: Wagner: »Der Aufmarsch der Walküren«
unten: Sarasate y Navascuez: »Zigeunerweisen«
Zwei Komponisten, die gegen Ende des 19. Jahrhunderts lebten. Die Motive der Musikstücke sind ganz und gar verschieden, aber beide bilden eigenartig funkelnde Kristalle, so dass wir spüren, dass sie eine heilende Wirkung haben.

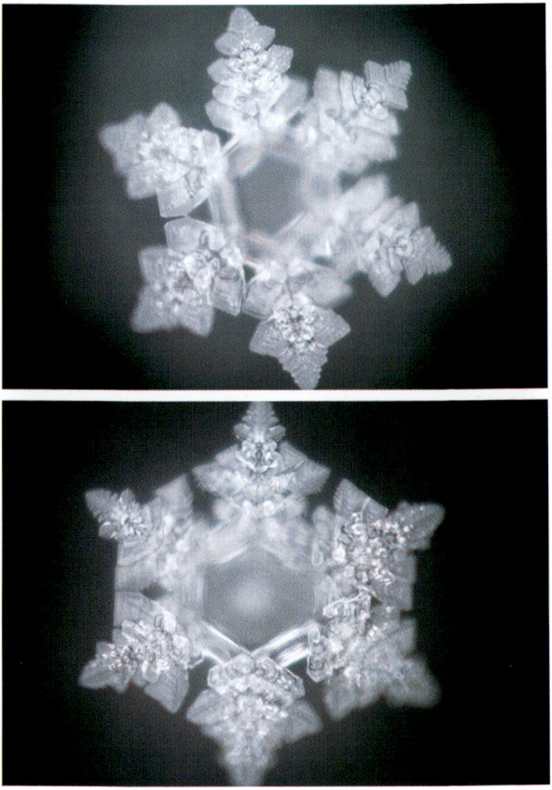

oben: Joh. Strauß Sohn: »Schöne blaue Donau«
unten: Iwanowitsch: »Die sanften Donauwellen«
Die durch Wien fließende Donau. Ich habe dem Wasser zwei Walzer, die diesen Fluss zum Thema haben, vorgespielt. Beide ergaben wohlgeformte, frische Kristalle.

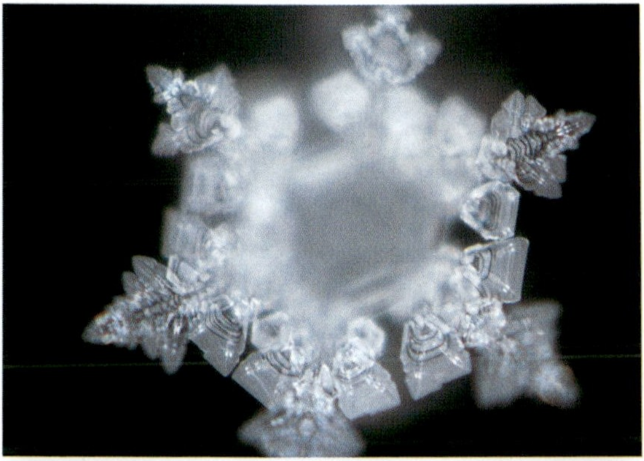

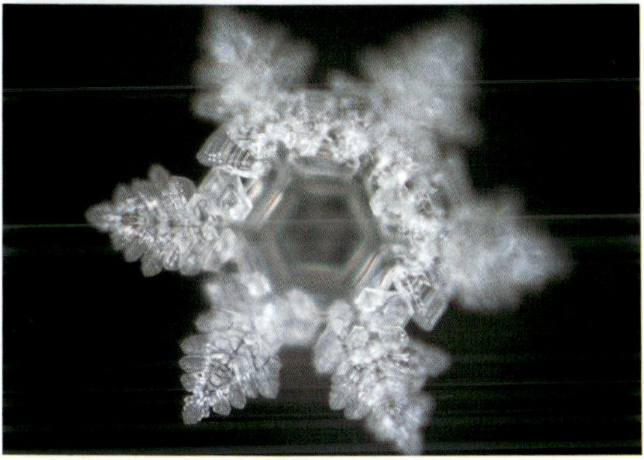

oben: Albinoni: »Adagio«
unten: Schubert: »Ave Maria«
Das »Adagio« von Albinoni scheint Trauer und Schmerz in seiner Melodie auszudrücken. Das »Ave Maria« ist voll ausgewogener Liebe.

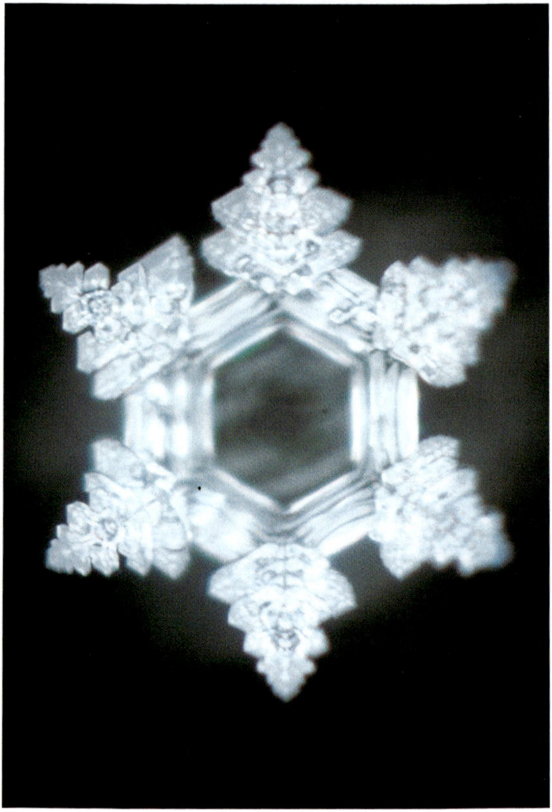

»Edelweiß« aus »Sound of Music«

»Edelweiß« bedeutet »kostbares Weiß«. Ganz wie dieser Name ausdrückt, entstand ein klarer, weißer Kristall. In der Fotografie sieht es aus wie ein gläserner Spiegel.

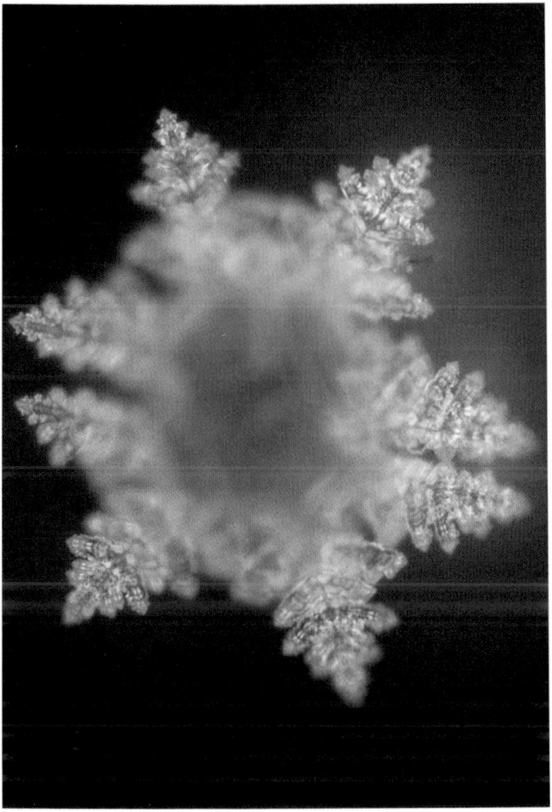

»Amazing Grace«
Ein berühmtes Gospel aus Amerika. Wahrscheinlich weil es ursprünglich ein Gebet ist, entstand hier ein achteckiger Kristall, der Würde und Heiligkeit ausdrückt.

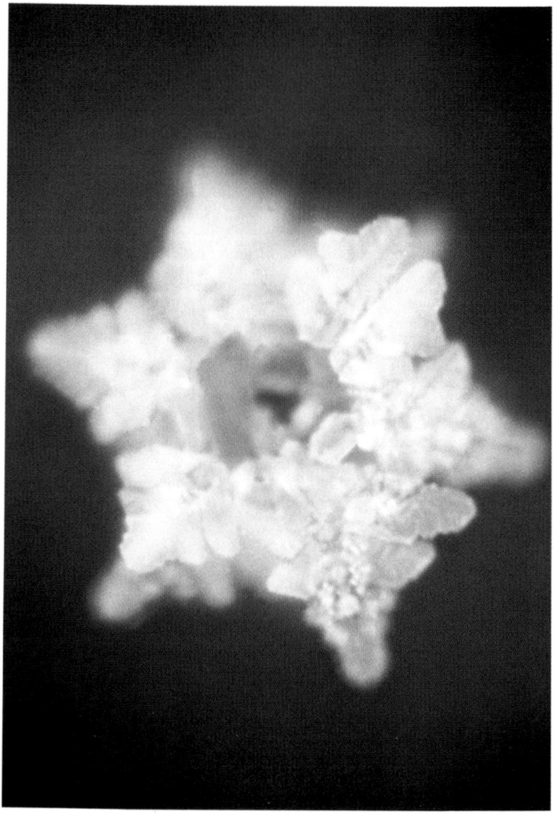

Keltische Volkslieder aus Großbritannien
Ich habe dem Wasser Lieder von Enya vorgespielt, die die keltische Tradition aufgegriffen hat. Passend zu ihrer Stimme entstand ein purer, reiner, ganz weißer Kristall.

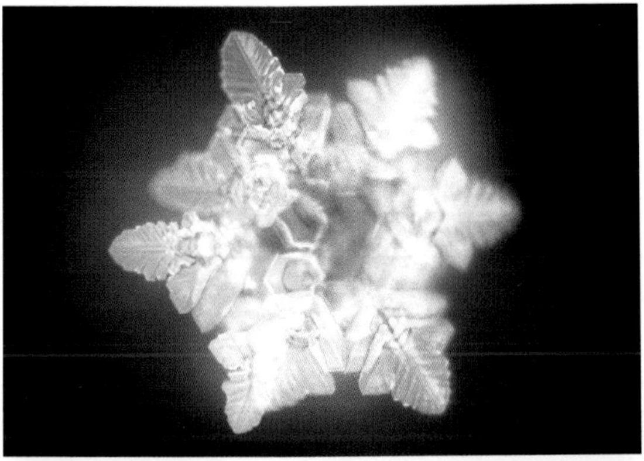

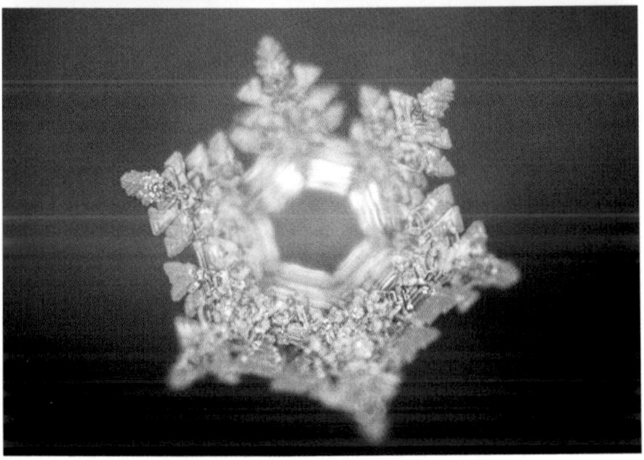

oben: Japanische Zither (*koto*): »Sechs Stufen«
unten: Traditionelle japanische Ritualmusik (*gagaku*): Musik über die Harmonie des Himmels. Die traditionelle Musik Japans ist Instrumentalmusik. Beide Musikstücke ergeben schöne, wohlgestaltete Kristalle. Sowohl das Perlen der *Koto*-Klänge als auch die Ordnung des *Gagaku* kann man gut herausspüren.

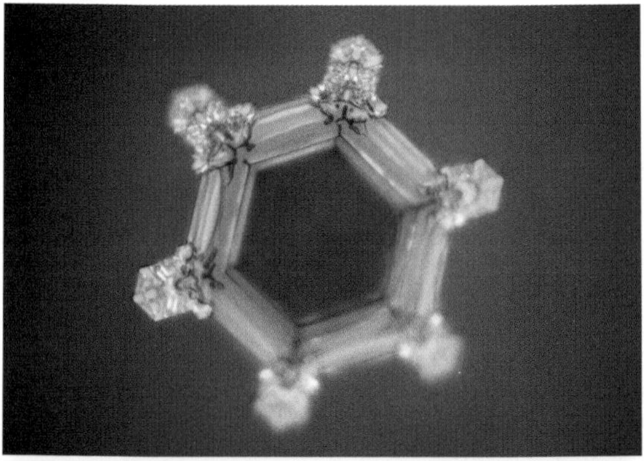

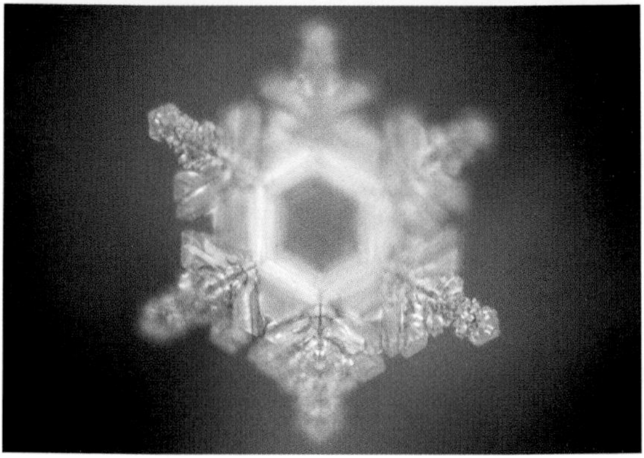

oben: Kurzes Lied: »Kranich und Schildkröte«
unten: Langes Lied: »Das Grün der Kiefer«
Das sind zwei traditionelle Vokalstücke aus Japan. »Kranich und Schildkröte« zeigt interessanterweise die Form einer Schildkröte. »Das Grün der Kiefer« besingt die Prostituierten in ihren Vierteln.

Ein zehnjähriges Mädchen führte ein Experiment mit einer Sonnenblume durch. Zunächst schrieb sie auf die Samenbeutel, Blumentöpfe und Gießkannen jeweils »Danke« und »Dummkopf« und während sie die Samen dann entsprechend ansprach, säte sie sie aus und goss sie mit dem Wasser aus der passenden Gießkanne. Dabei trieb die »Danke«-Sonnenblume glänzende, runde Blätter und wuchs hoch. Die Blätter der »Dummkopf«-Sonnenblume jedoch waren gezackt, der Blätterkranz um die Blüte war verbogen und verschrumpelt.
Als sie dann den Querschnitt des Stängels durch ein Mikroskop betrachtete, war derjenige der »Danke«-Sonnenblume gepackt voll mit Fasern, bei der »Dummkopf«-Sonnenblume jedoch waren die Fasern großkörnig; sie hatten ihre Form verändert und ließen auch viel Zwischenraum. Die Art und Weise wie eine Pflanze gezogen wird, wirkt sich bis auf diese tiefen Ebenen aus. Die Mutter dieses Mädchens schrieb mir einen Brief und beendete ihn mit den Worten: »Was wäre wohl das Ergebnis, wenn es sich hier um die Erziehung von Kindern gehandelt hätte?«

Worte kann man sich auch als Schalter vorstellen, durch die man sich in alle möglichen Frequenzen des Universums einwählen kann. Oder vielleicht funktionieren sie auch wie eine Fernbedienung – egal, wo man sich befindet, man kann die Schalter betätigen. Nur der Mensch kann frei mit Worten umgehen. Das bedeutet anders ausgedrückt, dass er sich in alle im Universum existierenden Frequenzen einklinken kann.
Außerdem verbreiten sich Schwingungen immens schnell. Worte und auch Gedanken erreichen in dem Moment, in dem sie ausgesprochen oder gedacht werden, jeden Ort.
Ab und zu erleben wir das, was wir »Vorahnung« oder »zufällige Übereinstimmung« nennen. Wenn ein Verwandter oder uns sehr nahe stehender Mensch an einem weit entfernten Ort stirbt und

wir nichts davon wissen – warum erscheint uns diese Person in einem Traum? In dem Moment, in dem wir uns unversehens an einen alten Freund erinnern, klingelt auch schon das Telefon und er ruft uns an. Wahrscheinlich haben Sie, liebe Leserin, lieber Leser, das auch schon einmal erlebt. Derartige Phänomene werden ebenfalls von den Schwingungen ausgelöst.
Vor einiger Zeit habe ich den folgenden Versuch durchgeführt: In meinem Büro in Tokio füllte ich Leitungswasser in eine Flasche und stellte sie auf meinen Schreibtisch. Es war ganz normales Leitungswasser. Als ich davon einen Kristall fotografieren wollte, bildete es keinen wohlgeformten Kristall aus, da dem Leitungswasser zur Desinfektion Chlor beigemischt wird.
Ich hatte vorher 500 Menschen im ganzen Land informiert und sie gebeten, an einem bestimmten Tag und zu einer bestimmten Stunde Folgendes zu tun:
Sie sollten aus ganzem Herzen Dankbarkeit verspüren und »das Leitungswasser auf dem Schreibtisch ist sauber geworden« denken und laut das Wort »Danke« aussprechen.
Wie ich es mir vorgestellt hatte, war der Kristall dieses Wassers wunderschön geworden. Ein ganz gewöhnliches Leitungswasser hatte sich in schön sauberes Wasser verwandelt.
Warum ist so etwas passiert? Das wissen Sie, liebe Leserin, lieber Leser, bereits sehr wohl. Die Gedanken und Worte von 500 Menschen wurden in einem Augenblick an das Wasser weitergegeben. Schwingungen überbrücken Raum und Zeit. Auch das, was Sie, liebe Leserin, lieber Leser, in diesem Moment denken, wirkt sich mit Sicherheit auf die ganze Welt aus.
Wenn Sie das verstanden haben, begreifen Sie auch, dass Sie den Schlüssel in der Hand halten, mit dem Sie Ihr Schicksal ändern können.
Und noch etwas: Betrachtet man Glück vom Blickwinkel der Schwingungen aus, wird eines auch ganz klar:

»Es ist unmöglich, ein Leben nur im Glück zu führen. Solange man lebt, gibt es auch Pech.« Sind es nicht oft die größten, sehnlichst gehegten Wunschträume, die sich mit einem Mal zerschlagen? Nun, dann drücken wir das doch einmal so aus:
»Das Pech ist der Weg zum Glück.«
Ich habe dem Wasser die Worte »Glück« (S.34) und »Pech« (S.35) gezeigt und die Wasserkristalle fotografiert. Dabei ergab derjenige von »Glück« einen wunderschön geformten Kristall mit filigranen Verzierungen – es war ein Kristall wie ein Edelstein, den man in einem Ring fassen möchte.
Und wie sah der Kristall von »Pech« aus? Wider Erwarten – und wir hatten eher einen in tausend Stücke zerborstenen Kristall erwartet – war ein, zur Hälfte ausgeformter, sechseckiger Kristall entstanden. Ich habe es so verstanden, dass das Wasser eifrig bemüht war, einen Kristall auszubilden. Es sieht so aus, als sei Pech nicht das Gegenteil von Glück, sondern eher der Prozess, durch den Glück geschaffen wird.
Genauer betrachtet, ist das auch ganz selbstverständlich. Man sagt, dass Glück und Unglück dicht beieinander liegen. Gibt es ein Hoch, eine Zeit, zu der alles gut läuft, so gibt es auch ein Tief, bei dem alles, was man tut, schlecht läuft. Das nennt man Wellen. Da sich die Wellen auf und ab bewegen, fließen sie.
Im Menschenleben ist das genauso. Viele Menschen jedoch vermeiden die Tiefs und beten darum, dass nur Hochs kommen mögen. Das ist doch irgendwie unnatürlich. Das sind doch keine Wellen. Das bedeutet doch nicht, weiter zu fließen.
Zum Gluck – oder dem, was für Glück gehalten wird – gehört auf jeden Fall diese Kehrseite der Medaille.
Frisch verliebt, ist man jeden Tag freudig aufgeregt und glücklich. Trotzdem gibt es häufig Probleme, sei es mit dem Treffpunkt oder mit dem Geld oder der eine oder andere macht einmal Ferien – es gibt also vieles, das man ertragen muss. Und nachdem man

sich gerade gestritten hat, denkt man vielleicht bei sich: »Wenn das so läuft, ist es einfacher, alleine zu bleiben.«

Selbst wenn man sich einen super Traumwagen gekauft hat, ist man nicht immer von einem Glücksgefühl erfüllt. Man regt sich über jede kleine Beule auf, die man sich beim Fahren holt, und auch die Pflege ist aufwendig. Vielleicht muss man sogar eine Alarmanlage installieren.

Man kann nicht nur die Schokoladenseite des Lebens haben. Um Glück zu haben, ist auch Verzicht nötig.

Ist es übertrieben zu sagen, dass dies das Schicksal der in der Dreidimensionalität, das heißt, in der Welt des Yin und Yang Lebenden ist?

Doch genau deshalb haben wir Hoffnungen und können damit leben, einen Traum vom Morgen zu haben. Wenn alles glatt und perfekt laufen würde, würden wir dann noch vom Morgen träumen?

Es hängt von Ihrer Einstellung ab, ob Sie jederzeit glücklich sein können.

Warum suchen die Menschen in ihrem Leben das Glück? Hunde und Katzen suchen Futter und Ruhe, aber sie kämpfen keinen verzweifelten Kampf auf der Jagd nach dem Glück wie die Menschen. Kommt das vielleicht daher, dass sich nur der Mensch an die Schwingungen des Glücks anpassen kann?

Es ist schon einige Jahre her, als ich mich mit dem Wirtschaftswissenschaftler Dr. Ravi Batra unterhielt. Er sagte mir damals etwas, was ich hier sinngemäß wiedergebe:

»Warum suchen die Menschen unaufhörlich das Glück? Das kommt daher, dass es mit der ›unendlichen Existenz‹ der Menschen im Zusammenhang steht. Viele Menschen jedoch machen hier einen großen Fehler. Sie legen dem Glück so beschränkte und unaufhörlich sich verändernde Dinge zu Grunde wie Reichtum und Ehre oder zeitweiliges Vergnügen.

Selbst unter den Multimilliardären, die gar nicht mehr wissen wohin mit ihren immensen Reichtümern, gibt es Menschen, die gelangweilt sind und unaufhörlich mehr Geld wollen. Sie können immer so weitermachen, sie werden doch nicht glücklich. Weil sie in beschränkten Dingen wie Geld oder Reichtum das uneingeschränkte Glück suchen.
Solange man nicht eins mit dem unendlichen Sein wird, gibt es kein echtes Glück. Um dieses Einssein zu erlangen, kann man nur sein Bewusstsein erhöhen.«
Die sichtbare Welt ist beschränkt. Oder, wie es bei Heraklit heißt: »Alles ist im Wandel«, sie wird eines Tages vergehen. Solange man in solchen Dingen das Glück sucht, wird man nie zufrieden sein.
Trotzdem ist es doch ziemlich schwierig, die Begierden aufzugeben. Die Begierden selbst sind gar nicht schlecht. Maßvolle Begierden sind notwendig, um den Menschen vorwärts zu bringen, und gerade weil es sie gibt, konnte die Menschheit die Zivilisation bis hierhin entwickeln.
Zum Problem wird es, wenn man ein Sklave der Begierden wird. Die moderne Zivilisation basiert auf dem Anschüren der Begierden. Bei dieser Strategie bringen Begierden neue Begierden hervor und man fällt in die ewige Hölle des Jagens nach der nie erreichbaren Zufriedenheit.
In einer Gesellschaft, die auf Begierden gegründet ist, kann man schwerlich das Glück finden.
Was ist das, was wir in die heutige Gesellschaft zurückholen müssen? Es ist die Dankbarkeit.
Wasser, das die Schriftzeichen »Liebe, Dankbarkeit« gesehen hatte, zeigte uns einen so perfekten und atemberaubend schönen Kristall, dass wir meinen, er könne nicht von dieser Welt sein.
In Dankbarkeit zu leben ist besonders in der heutigen Zeit wichtig. Ich denke, dass Dankbarkeit und Liebe am besten im Ver-

hältnis von 2:1 gelebt werden sollten. Genauso wie die chemische Formel des Wassers H_2O lautet.
Dankbarkeit braucht keine Bedingungen. Selbst dafür, dass ich jetzt lebe, dass ich ohne Behinderung meinen Körper bewegen kann, dafür darf ich eigentlich dankbar sein.
Geben wir einem Menschen Liebe und empfangen wir Liebe, so können wir demütig »Danke« sagen. Das ist die Grundlage, damit wir jederzeit ein Glücksgefühl verspüren können.
Ist die Frequenz Ihres Herzens auf »Liebe, Dankbarkeit« eingestellt, fällt ein Tropfen Glück in Ihr Herz und breitet sich in Ihrem ganzen Körper aus.
In diesem Moment sind Sie mit der Frequenz des Glücks verbunden. Wenn das geschieht, werden sich auch in Ihrem Alltagsleben viele Dinge ereignen, die Sie glücklich machen.
Das ist das Geheimnis, um in diesem Moment und an diesem Ort glücklich zu sein.

2

Die Melodie des Heilens, die das Wasser uns spielt

Im Leben eines jeden von uns gibt es wohl Zeiten, in denen wir deprimiert sind, aus welchem Grund auch immer, in denen uns das tägliche Leben als Mühsal erscheint oder in denen uns die unbedachten Worte eines anderen kleine Dornen ins Herz gejagt haben, die wir nicht mehr herausbekommen – in solchen Zeiten empfehle ich, betrachten Sie das Wasser.

Gehen Sie am Ufer eines nahe gelegenen Teiches oder Flusses spazieren und versuchen Sie sich auf den, das Licht glitzernd widerspiegelnden, sich leicht kräuselnden Wasserspiegel zu konzentrieren. Sollte es an dem Tag gerade regnen, können sie die, unzählige Kreise malenden, in die Oberfläche eintauchenden Regentropfen beobachten.

Erfreuen Sie sich an den abstrakten Mustern, die das Licht auf das im Waschbecken eingelassene Wasser zeichnet, betrachten Sie mit entspanntem Blick das sanfte Wiegen des Wasserstrahls, der zu einem, in verschiedenen Farben schillernden Lichtpfeiler geworden ist, der sich aus der Wasserleitung ergießt.

Das Wasser wird Sie in eine andere Welt entführen.

Irgendwann ist Ihr Herz gereinigt und Sie werden spüren, wie alles wieder in Gang kommt.

Sie hatten nur für eine Weile das Fließen vergessen.

In solchen Zeiten entwirrt das Wasser Seele und Körper auf eine sanfte Art und Weise, um sie zu heilen. Das Wasser erinnert uns wieder an das Fließen.

Zu leben heißt zu fließen. Das Wasser in Ihrem Körper möchte fließen. Genauso müssen Ihre Gefühle fließen.
Sind die Gefühle im Fluss, so wird auch Ihr Körper leicht werden. Körper und Seele sind die beiden Seiten einer Medaille.
Gibt es einen Menschen, der Sie in der Vergangenheit verletzt hat, so verzeihen Sie ihm bitte alles. Haben Sie selbst in der Vergangenheit jemanden verletzt, so verzeihen Sie sich selbst. Auf diese Weise kann man befreit und fließend dem Alter entgegengehen. Wenn die Wunde einer unglücklichen Liebe nicht verheilt ist und man sich nie davon erholt hat, sieht es möglicherweise hoffnungslos aus. Doch gerade jetzt könnte der Fluss des Lebens Sie vielleicht in eine unvorstellbar wunderbare Welt entführen wollen. Das Universum hat für jeden Augenblick etwas Wunderbares vorbereitet. Wenn Sie dafür bereit sind, können Sie es jederzeit empfangen.
Das menschliche Leben an sich ist eine stete Reise, wir befinden uns immer auf der Durchreise. Ist man sich dessen bewusst, versteht man, wie langweilig es ist, in der Vergangenheit gefangen zu sein oder mehr als nötig an einer Sache zu hängen.
Das Fließen des Wassers lehrt uns tatsächlich die unterschiedlichsten Dinge. Das Leben, das Verzeihen, das Glauben … Versucht man, auf das Leben zu achten, ihm zuzuhören, kann man vielleicht hören, wie das klare Wasser im Körper fließt. Das ist der Klang Ihres Lebens, die heilende Melodie.

Das im Körper des Menschen fließende Wasser hängt mit dem überall in der Natur fließenden Wasser zusammen und auch mit dem vom Universum vorgegebenen Rhythmus.
Man weiß von alters her, dass der Mond das Wasser beeinflusst, man wusste, dass er die Bewegungen des Wassers auf der Erde steuert und einen großen Einfluss auf das Leben der Menschen hat. Das Alltagsleben der Bauern, ja das Alltagsleben allgemein, wurde

nach dem Mondzyklus geführt. Im Bauernkalender, den die Ackerbau treibenden Menschen benutzt haben, war der Mondstand eingetragen. Der Mond durchläuft während eines Zyklus von Neumond zu Neumond jedes der zwölf Sternzeichen. Während die Sonne in einem Jahr die Sternzeichen durchläuft, braucht der Mond dafür 28 Tage, er verweilt also circa 2 1/3 Tage in jedem Zeichen. Der wechselnde Einfluss des Mondes beruht somit auf zwei Komponenten, zum einen auf seiner Beziehung zur Sonne – die Mondphasen, Vollmond, abnehmender Mond etc. – zum anderen auf seiner Stellung im Kosmos.

Der Mond ruft Ebbe und Flut hervor, er belebt den Fluss des Meerwassers. Und nicht nur das. Auch das Wasser, das siebzig Prozent des menschlichen Körpers ausmacht, wird vom Mond beeinflusst.

Austern fühlen die Anziehungskraft des Mondes und öffnen ihre Schalen bei Flut. Der Fortpflanzungszyklus der Seeigel ist auf den Mondzyklus abgestimmt. Auch dass die Meeresschildkröten besonders in Vollmondnächten an den Strand kommen, um ihre Eier zu legen, liegt nicht nur daran, dass es hell ist.

Es ist bekannt, dass in den Vollmondnächten besonders viele Babies auf die Welt kommen. Die Hebammen alter Zeiten wussten das aus Erfahrung.

Menschen, die ihre Wahrnehmung entsprechend geschärft haben, fühlen bestimmt, wie in Vollmondnächten der Energiepegel steigt. Manchmal treibt diese Energie die Menschen auch in den Wahnsinn. Auch gibt es Geschichten von Menschen, die sich immer in Vollmondnächten in einen Werwolf verwandeln. Das englische Wort für »verrückt« heißt »lunatic« (Luna [lat.] der Mond) und hat ursprünglich die Bedeutung »vom Mond beeinflusst«.

Und ich brauche erst gar nicht zu erwähnen, dass die Mensis der Frau und der Zyklus der weiblichen Geschlechtshormone insgesamt direkt vom Mond beeinflusst werden.

Wenn wir dies wissen, verstehen wir, warum sich viele Zivilisationen dieser Welt in den alten Zeiten nach dem Mondkalender richteten. Lebt der Mensch in Übereinstimmung mit dem Mondrhythmus, kann er im Einklang mit dem Fluss des Wassers im menschlichen Körper leben. Das ist nichts anderes, als in Harmonie mit dem Pulsschlag der Mutter Natur zu leben.
Das beinhaltet auch ein Wissen über das Leben – ein Wissen, das der moderne Mensch verloren hatte.

Schon lange interessiere ich mich für den dreizehnmonatigen Kalender der Maya. Dieser Kalender wird vom Ehepaar José und Lloydine Arguelles hergestellt und in der ganzen Welt vertrieben. Dieses Ehepaar hat eine weltweite Bewegung ins Leben gerufen mit dem Ziel, dieses uralte Wissen wieder zugänglich zu machen und zu verbreiten, so dass es für viele Menschen selbstverständliches Allgemeingut wird. Dann können wir den Rhythmus der Natur spüren und das eröffnet uns einen Zugang zur Lösung der verschiedensten Probleme, mit denen sich die moderne Zivilisation abmüht.
Bei diesem Kalender beginnt das neue Jahr am 26. Juli. Da ein Mond-Monat 28 Tage hat, kommen, wenn man 365 Tage durch 28 teilt, 13 Monate heraus. Und ein Tag bleibt übrig. Dieser am Ende eines Jahres übrig gebliebene Tag wird im Maya-Kalender als »von der Zeit getrennter Tag« betrachtet. An diesem Tag ruhte man sich von jedweder Arbeit aus, betete alle Dinge an, und während man sich Geschichten vom Glück und Reichtum erzählte, tanzte, lachte und feierte man die Nacht hindurch.
Dadurch, dass die Menschen jener Zeit in Übereinstimmung mit dem Mondzyklus lebten, lebten sie im Einklang mit dem Leben im Universum. Der menschliche Körper ist ein kleines Universum. Mit dem unendlich großen Universum eins zu werden heißt, sich zu öffnen für die im Universum fließende Energie, sie wahrzunehmen und zu leben.

Vielleicht können wir die einfachste und natürlichste Lebensführung verwirklichen, wenn wir uns wieder mit der Kraft des Lebens im Universum verbinden und uns von ihr nähren lassen. Ich denke, dass jetzt viele Menschen geheilt werden wollen. Warum sie das möchten? Wahrscheinlich weil sie in der immer schneller und komplizierter werdenden menschlichen Gesellschaft ausgebrannt, ja verletzt sind und Rettung suchen.
Hört man die im Universum fließende Melodie und spürt ihren Rhythmus im Körper, so bildet gewiss auch das Wasser im Körper Formen aus, die, sichtbar gemacht, wunderschöne Kristalle ergeben würden. Viele Menschen sind jetzt auf der Suche nach einem solchen Leben. Jeder sucht nach Heilung.

Wie sehr die Menschen Heilung nötig haben, zeigt die Musik des Pianisten Alan Roubik. (Siehe S. 54).
Alan ist ein Pianist, der hauptsächlich in den USA auftritt. Er produziert auch Fernsehwerbung sowie Filmmusik für DVD-Filme, hat seine eigene Musik-Produktions-Firma gegründet und ist voller Energie bei der Arbeit.
Die von ihm gespielten Klavierstücke sind sanft und vermitteln ein Gefühl von Leichtigkeit und man hat das Gefühl, dass sie den Körper durchdringen.
Alan hatte in seiner Jugend ein Erlebnis, das ihm am eigenen Körper zeigte, dass Musik heilen kann. Seitdem steht für ihn die Heilung im Zentrum seiner Kompositionen.
Alan war ein hochtalentiertes Kind, mit drei Jahren begann er Orgel zu spielen und mit neun Jahren vertiefte er sich so richtig in das Klavierspielen, er begann sogar selbst komponierte Stücke aufzuführen. Als Oberschüler hatte er einen Unfall. Er verletzte sich beim Sportunterricht derart, dass wichtige Nerven seines rechten Unterarms durchtrennt wurden.
Danach konnte er mehrere Monate lang nicht Klavier spielen, auch

die Fingermuskulatur ging zurück und wurde immer schwächer. Für einen Pianisten war das ein entsetzlicher Zustand. Er war in tiefer Trauer versunken und von Angst befallen, dass dies nun das Ende seiner musikalischen Karriere sei. Mehrmals dachte er daran, seine Ausbildung zum Pianisten aufzugeben. Trotzdem saß er immer noch unermüdlich am Klavier.

Eines Tages legte er nur die Hände auf die Tasten des Klaviers und ließ die Musik direkt in seine Finger fließen. Seine Seele wurde von einer Melodie erfüllt und er tanzte durch das Universum. Alan sagt, er fühlte, seine Finger waren plötzlich glücklich. Er spürte förmlich die Lebensenergie, die in seinen Fingern floss – es fühlte sich so an, als ob die Finger mit dem Klang des Klaviers eine Einheit bildeten, seine Finger und das Klavier befanden sich in Resonanz.

Im Folgenden geschah etwas Seltsames: Alans Finger regenerierten sich auf eine unglaubliche Art und Weise und er konnte bald noch besser spielen als zuvor.

Ich habe Alan vor etwa sechs oder sieben Jahren kennen gelernt. Der Wissenschaftler, der mein Schwingungsmessgerät entwickelt hat, hat uns einander vorgestellt. (Masaru Emoto hat das Schwingungsmessgerät MRA und dessen Anwendung in seinem Buch »Wasserkristalle« (KOHA Verlag) beschrieben. Man kann mit ihm nicht nur Schwingungen messen, sondern auch Schwingungen herstellen und auf ein Medium, zum Beispiel Wasser, übertragen. Auf diese Weise kann man eine krankheitsverursachende Schwingung mit der ihr genau spiegelbildlich entgegengesetzten Frequenz neutralisieren.)

Sofort haben wir mit Hilfe des Wissenschaftlers eine CD aufgenommen. Alan hat zu bestimmten Schwingungen Musik komponiert und gespielt. Es ist Musik, die darauf abzielt, das Immunsystem zu stärken. Als ich davon eine Wasserkristallfotografie anfertigte, zeigte sie einen sehr schönen Kristall.

Nun komponierte Alan ein Stück, das er einem Wasser vorspielte, von dem dann eine Wasserkristallfotografie gemacht wurde. Als Nächstes maßen wir, welche heilenden Schwingungen diese Musik hatte, und gaben danach dem Stück einen entsprechenden Titel. Als ich diese Wasserkristallfotografien Alan zeigte, war er erstaunt, dass jeder Kristall genau die Form hatte, die er sich beim Komponieren vorgestellt hatte. Natürlich muss ich nicht extra erwähnen, dass es sich um, für heilende Schwingungen charakteristische, besonders filigrane und schön ausgestaltete Kristalle handelte.
Alan ist sich bewusst, dass Musik Heilung bringt, und er ist einer der wenigen Künstler, die ihre Konzerte in diesem Bewusstsein geben. Doch auch die Stücke von Komponisten der klassischen Musik, von berühmten Jazzmusikern sowie Volksmusik aus allen Regionen der Welt – jedes dieser Stücke hat seine ihm eigene, heilende Wirkung. Spielt man diese Musikstücke dem Wasser vor, bringen viele davon sehr schöne Kristalle hervor.
Als wir dem Wasser diverse Musik vorspielten, davon jeweils eine Wasserkristallfotografie machten und deren Schwingungen dann ausmaßen, haben wir herausgefunden, dass die jeweilige Musik heilende Wirkungen auf bestimmte Gefühle und Körperteile hat. Einen Teil dieser Ergebnisse will ich hier vorstellen:

»Die Moldau« (Smetana): bei starker Nervosität, zur Förderung des Lymphflusses
»Die schöne blaue Donau« (Joh. Strauß Sohn): bei mangelnder Geduld, zur Aktivierung des Zentralnervensystems
»Lohengrin« (Wagner): bei Selbstmitleid, zur Linderung von Gelenkschmerzen
»Schwanensee« (Tschaikowsky): bei Zwangsvorstellungen, hält die Gelenke geschmeidig
»Preludé à L'après-midi d' un faun« (Debussy): bei Umweltstress, zur Linderung und Heilung von Kreuzschmerzen

Wenn ich etwas als »Gute Musik« bezeichne, so meine ich damit Musik, die unseren Körper und unsere Seele auf den Weg der Besserung führt. Besonders die über die Jahrhunderte erhalten gebliebene, klassische Musik hat eine starke Wirkung in dieser Hinsicht. Wasser, das solche Musik gehört hat, wird sehr energiegeladen und bildet schöne Kristalle aus.

In der Musik ist auch die Atmosphäre der Zeit und der Region eingefangen, in der sie entstanden ist. Warum ist denn zum Beispiel Modern Jazz in New York entstanden? Im Folgenden beziehe ich mich auf ein Gespräch mit dem Schlagzeuger Yazawa Tôru der Band »Alice«, die die Welt im Sturm eroberte.

Der Jazz hat sich ursprünglich aus dem von den Schwarzen gesungenen Blues entwickelt, und in New Orleans wurde er mit der Blasmusik verbunden, daraus entstand der offene New Orleans Jazz. Der Jazz jener Zeit besteht hauptsächlich aus sehr einfachen Akkorden. Es sind Dreiklänge wie C-E-G, C-F-A, H-D-G, also Tonika, Dominante und Subdominante zu einem Grundton, in diesem Beispiel dem C. Deshalb klingt er auch so einfach und fröhlich. Schließlich verlagerte sich das Zentrum des Jazz nach New York und seit der zweiten Hälfte der 1940er Jahre, also nach Ende des Zweiten Weltkriegs, erscheint eine neue Stilrichtung, die Modern Jazz genannt wird.

Im Modern Jazz werden die Akkorde kompliziertere Gebilde. Zum Beispiel werden C und D, oder C und H kombiniert, also Töne, die normalerweise dissonant sind, und wenn man dazu noch einige andere Töne fügt, erhält man einen modernen avantgardistischen Klang. Das macht den charakteristischen, schweren, etwas dunklen Klang des Modern Jazz aus.

New York ist der Schmelztiegel der menschlichen Rassen. Außerdem tauchte für Amerika in dieser Zeit der sowjetische Kommunismus als neuer Feind auf; es war eine unruhige Zeit, in der auch der Korea-Krieg und der Vietnam-Krieg stattfanden.

An solchen Orten um das Überleben zu kämpfen verursachte wohl einen bisher nie dagewesenen Stress.
So, wie die einfachen Dreiklänge die bisher einfachen menschlichen Beziehungen heilen konnten, so könnten die Akkorde des Modern Jazz sich auf die komplizierteren menschlichen Beziehungen eingestellt haben – oder anders ausgedrückt: Um die Disharmonie zwischen C und D aufzulösen, müssen mehr Töne beziehungsweise mehr Menschen beteiligt sein.
Die Musik symbolisiert die Grundschwingung der jeweiligen Zeit. Das zeigt uns auch, wie sich der zu heilende Stress mit der Zeit verändert und wie Musik geschaffen wurde, deren Frequenz dazu passte. Das heißt, Musik ist eine Kunst und gleichzeitig ein Heilmittel.
Ich glaube, dass jetzt das Zeitalter der Schwingungsmedizin kommt. Heutzutage, wenn wir krank werden, gehen wir in die Apotheke und lassen uns Medikamente geben, in Zukunft werden wir uns vielleicht eine CD mit einer, auf die verschiedenen Symptome passenden, heilenden Musik geben lassen.
Der Beginn eines solchen Zeitalters ist vielleicht näher, als wir es uns vorstellen können.
Was ist eigentlich Schwingungsmedizin?
Lässt man sich nach den Grundsätzen unserer Schulmedizin behandeln, so erhält man bei bestimmten Symptomen wirksame Medikamente dagegen oder wird operiert. In der Schwingungsmedizin hingegen sucht man nach der Ursache, die hinter den sichtbaren Symptomen liegt. Das ist die Schwingung, die dieser Krankheit zu Eigen ist.
Jede Krankheit hat ihre eigene Schwingung. Die Menschen zum Beispiel, die an Krebs erkrankt sind, haben sich (unbewusst) an die dem Krebs eigene Frequenz angepasst.
Hat man die Frequenz herausgefunden, braucht man nur noch genau die umgekehrte Frequenz, praktisch ihr Spiegelbild, darü-

ber zu legen. Dadurch wird die Schwingung der Krankheit ausgelöscht und damit verschwinden auch die Symptome.
In der Schwingungsmedizin geht es nicht nur um die Beseitigung von Symptomen. Auch die dahinter liegenden, wirklichen Ursachen, das heißt, die negativen Gefühle werden geheilt.
Bei Erkrankungen der Leber ist das Gefühl der Wut mit im Spiel, wovon auch immer sie ausgelöst wurde. Man kann sich den Zusammenhang so erklären: Die von der Wut hervorgerufene Schwingung hat dieselbe Wellenlänge wie die Leberzellen, somit können beide in Resonanz treten und Wut kann die Leberzellen beeinflussen.
Auf dieselbe Weise korrespondiert die Traurigkeit mit dem Blut, sodass man dadurch leichter an Leukämie oder Subarachnoidalblutungen (Blutungen in den Raum zwischen den beiden inneren Gehirnhäuten, lebensgefährlich) leidet. Nervosität schadet den Nerven und kann eine wesentliche Ursache für Schmerzen und Verspannungen sein.

Die Schwingungsmedizin betrachtet den menschlichen Körper als ein Universum. Das ist meiner Meinung nach ihr wesentlichstes Kennzeichen und der wichtigste Aspekt überhaupt.
Unser Körper besteht aus fünfzig Billionen Zellen. Jede von ihnen erfüllt ihre eigene Aufgabe und alle zusammen bilden auf eine wunderbar harmonische Weise den Körper.
Jedes Organ, jede Nervenbahn, selbst jede einzelne Zelle des Körpers besitzt eine eigene Schwingung. Wenn man sie hören könnte, gäbe jedes Teil einen eigenen Ton von sich und der ganze Körper spielte eine Symphonie. (Töne sind Schwingungen und jede Schwingung lässt sich durch Oktavieren in den hörbaren Bereich transferieren.)
Hat jemand eine schlechte Konstitution, so hat sich da irgendwo ein falscher Ton eingeschlichen.

Herr Murazu Kazumasa, ein Zahnarzt, geht davon aus, dass Zähne »Organe« sind. Auf Grund dieser besonderen Sicht- und Herangehensweise hat er großen Erfolg.
Eine Patientin zum Beispiel, die lange Jahre in ihren Fingern keine Kraft hatte und keine Faust machen konnte, konnte endlich wieder mit der Hand zupacken, allein dadurch, dass er das Metall in einigen oberen Zähnen entfernt und den Biss reguliert hat. Ein weiterer Effekt seiner Behandlung war, dass auch die bis dahin chronischen Schmerzen im Kreuz und im rechten Bein vollständig verschwanden.
Das heißt, dass die Zähne den ganzen Körper beeinflussen. Das zeigt sich auch an Körperstellen, bei denen man überhaupt keine Verbindung zu den Zähnen vermuten würde. Herr Murazu Kazumasa behauptet sogar, dass die Zähne ein zentraler Teil des Körpers sind, der den gesamten Körper kontrolliert.
Die herkömmliche Medizin betrachtet den Körper wie eine, aus verschiedenen Teilen zusammengesetzte Maschine und denkt, dass es ausreicht, den kranken Körperteil zu behandeln. Und wenn ein Symptom verschwindet und an einer anderen Stelle ein neues auftritt, hat das aus ihrer Sicht keine Bedeutung. Das wird höchstens als eine Nebenwirkung betrachtet.
Die Schwingungsmedizin jedoch hat das Ziel, den ganzen Körper zu behandeln. Deshalb ist es hier eher angebracht von »*heil*-en« zu sprechen als von »kurieren«.
Ich sehe die Schwingungsmedizin als eine wunderbare Technik, die uns die Zukunft eröffnet. Doch im Grunde ist sie nichts Neues. Das Wissen um die Schwingungen war seit dem Altertum wohlbekannt und wurde auch im Alltagsleben praktisch angewandt. Wir können uns darüber freuen, dass die Weisheit, welche die Menschheit von alters her besessen und weitertradiert hatte, neu entdeckt und wieder salonfähig geworden ist.

Es sind die Bachblüten, die einer solchen Schwingungsmedizin ein Tor öffnen. Die Bachblütentherapie ist eine Heilmethode, bei der die Energie von Blumen in Form von Schwingungen auf Wasser übertragen wird. Dieses Wasser wird, stark verdünnt, eingenommen und so wird eine heilende Wirkung auf Seele und Körper erzielt.
Bei der Gewinnung der Bachblütenessenzen werden nur die Schwingungen der Blüten übertragen, es bedeutet nicht, dass aus ihnen irgendwelche Inhaltstoffe extrahiert und im Wasser aufgelöst werden. Untersucht man es nach naturwissenschaftlichen Kriterien, handelt es sich um einfaches Wasser.
Die Bachblütentherapie wurde 1930 vom englischen Mikrobiologen Dr. Edward Bach entwickelt. Die von ihm hergestellten Essenzen sind als Bachblüten in der ganzen Welt verbreitet und neuerdings werden in den verschiedenen Regionen unter Berücksichtigung der regionalen Gegebenheiten spezielle Blütenessenzen hergestellt.
Dazu gehören auch die in Japan besonders bekannten Findhorn-Blüten-Essenzen. An der äußersten Spitze Schottlands, in der Nähe von Loch Ness, liegt die Gemeinde Findhorn. Hier leben die Menschen zusammen auf der Suche nach dem wahren, selbstbewussten Leben und im Einklang mit der Natur. Sie organisieren auch verschiedene Events und Workshops und empfangen Besucher aus aller Welt.
Es war Marion Leigh, die damit begonnen hatte, hier in Findhorn Blütenessenzen herzustellen, und sie selbst hat ein so strahlendes Gesicht wie eine Blume. Als sie vor einigen Jahren nach Japan kam und für die von mir herausgegebene Zeitschrift ein Interview gab, erzählte sie Folgendes:
»Unser Körper ist ein Werkzeug, um einen göttlichen Auftrag zu erfüllen. Dazu muss man jene verkrampften Gefühle auflösen, die das Herz blockieren, wie Furcht, Kummer, Traurigkeit, Zweifel,

Ungeduld, Schwäche und Desinteresse, weil sie eine Blockade zwischen Körper und Seele errichten.
Diese negativen Gefühle werden zu Krankheitsursachen und rufen im Körper die verschiedensten Symptome hervor. Mit der heutigen Medizin kann man nicht die Krankheiten und die sie verursachenden Gefühle gemeinsam behandeln. Die Blütenessenzen sind auf diesem Gebiet sehr effektiv.«
Bachblüten stellt man folgendermaßen her:
Zunächst pflückt man an einem sonnigen Morgen die voll erblühten Blumen in der Natur. Man pflückt sie am Stil und hält sie auch dort, um möglichst die Blüten selbst nicht zu berühren. Dann lässt man die Blumen in einem Gefäß mit frischem Quell- oder Brunnenwasser schwimmen und setzt sie dem Sonnenlicht aus. Auf diese Weise überträgt man die Essenz der Blumen auf das Wasser. Nach etwa vier Stunden fügt man diesem Wasser einige Tropfen Alkohol, zum Beispiel Kirschwasser oder Cognac hinzu, um es zu konservieren.
Damit sind die Bachblüten hergestellt.
Die Bachblüten werden in kleine Glasfläschchen abgefüllt. Zum Einnehmen werden aus diesen Glasfläschchen (Stockbottles) einige Tropfen in ein weiteres Glasfläschchen gegeben und dieses wird wiederum mit Quellwasser aufgefüllt. (In diesem Fläschchen kann man auch mehrere Bachblüten mischen, Dr. Edward Bach empfahl, maximal drei verschiedene Blütenessenzen zusammen zu nehmen.) Davon träufelt man einige Tropfen unter die Zunge. Diese wirken sich ziemlich langsam auf den Körper und die Seele aus. Natürlich gibt es auch keine Nebenwirkungen wie bei den üblichen Medikamenten.
Laut der in Indien überlieferten vedischen Philosophie gibt es im menschlichen Körper sieben Stellen, die Chakren genannt werden, und hier wird die unsichtbare Energie aufgenommen. Es heißt, dass sich die Bachblüten auf diese Chakren auswirken. Ihre

Wirkung hängt von den Charakteristika der jeweiligen Blume ab. Die in Findhorn überall wachsenden Stechginsterbüsche haben die Schwingungen von Freude und Leidenschaftlichkeit, wirken also gegen Lustlosigkeit, Ermüdung der Nerven und Verringerung der Immunkraft. Die Schottische Primel symbolisiert den Frieden und bringt Harmonie und Ruhe wieder zurück, wenn man in Angst und Panik verfallen ist.

Auch von der japanischen Kirschblüte gibt es eine Essenz. Es heißt, dass uns die Kirschblüte wieder auf den eigenen inneren Pfad zurückführen kann. Das wirkt gegen Strukturen, die uns in den negativen Gedanken, die wir aus der Vergangenheit mitgenommen haben, gefangen halten, gegen Minderwertigkeitsgefühle, gegen Schuldgefühle und bringt Mitgefühl und ein freundliches Herz zurück.

Ich habe verschiedene Essenzen mit Wasser verdünnt und davon Wasserkristallfotografien hergestellt. Ich muss nicht besonders betonen, dass alle eine kräftige Schönheit wie eine blühende Blume zeigten.

Schwingungen kann man nicht sehen. Deshalb kann man bis jetzt nicht mit chemischen Analysen und medizinischen Studien schlüssig beweisen, wie sie wirken, auch wenn sie Krankheiten heilen und die Gesundheit wieder herstellen.

Doch es wäre voreilig zu behaupten, dass sie nicht wirken, nur weil es nicht wissenschaftlich bewiesen ist. Besonders in der Volksmedizin gibt es viele Heilmittel, die im Wesentlichen auf der Wirkung von Schwingungen basieren.

Das weltweit bekannteste Beispiel für eine Heilmethode, die mit Hilfe von Schwingung heilt, ist die Homöopathie.

Die Homöopathie beruht auf dem Grundsatz der Heilung durch Ähnliches. Um ein Symptom zum Verschwinden zu bringen, nimmt man die Substanz, die genau dieses Symptom hervorbringen kann, in einer von 10^{12} bis 100^{1000} reichenden oder gar noch höheren, unvorstellbar starken Verdünnung ein. Damit wird diese Substanz zu einem, dieses Symptom behebenden Medikament. Dieses Medikament zeigt bei Erkrankungen mit jenem besonderen Symptom eine positive Wirkung. Wenn man zum Beispiel den Saft des Giftsumach (Rhus toxicodendron) auf die Haut bekommt, entwickelt sich eine Dermatitis mit Rötung der Haut, aber ein homöopathisches Medikament auf der Basis des Giftsumach wirkt umgekehrt auf Ekzeme, die dasselbe Symptom der Rötung aufweisen.

Beim Zwiebelschneiden tränen die Augen und die Nase läuft. Deshalb ist Allium cepa (Zwiebel) als homöopathisches Medikament auch besonders wirksam bei Erkältungen, Heuschnupfen und Allergien, die mit Symptomen wie tränenden Augen und laufender Nase einhergehen.

Das ist das »Gesetz der Ähnlichkeit« der Homöopathie.

Der deutsche Arzt und Apotheker Samuel Hahnemann hat dieses Prinzip entdeckt, als er einen Extrakt aus der Borke des Chinarindenbaumes trank, der als Heilmittel gegen Malaria galt, und dann dieselben Symptome an sich erfuhr, wie sie für Malaria kennzeichnend sind.

Hahnemann veröffentlichte seine Theorie über die Homöopathie Anfang des 19. Jahrhunderts. Daraufhin verbreitete sich die Homöopathie in Europa und Amerika in Windeseile.

Hahnemanns Behandlungsweise unterschied sich grundlegend von der Methode, der zu seiner Zeit herrschenden Medizin, doch da die Wirkung so offensichtlich war, wurde er auf breiter Front unterstützt.

Mitte des 19. Jahrhunderts gab es in Frankreich bereits vierhundert homöopathische Praxen. In Großbritannien wurde die Homöopathie bereits frühzeitig, im Jahre 1830, vom Königshaus angenommen.

Im Amerika des ausgehenden 19. und beginnenden 20. Jahr-

hunderts war sie derart weit verbreitet, dass jeder fünfte Arzt ein Homöopathie-Spezialist war. Doch durch die Gründung von Medizinervereinigungen mit Slogans wie: »Schlagen wir die Homöopathie nieder«, wurde sie kräftig von den Ärzten und den pharmazeutischen Konzernen zurückgedrängt.
Ist das nicht ein gutes Beispiel dafür, wie wirklich gute Dinge unterdrückt werden? Allerdings wird die, erst einmal von der Bühne verdrängte Homöopathie jetzt wieder beachtet und weitgehend anerkannt.
In Großbritannien gibt es schon dreißig homöopathische Ausbildungsschulen und sogar staatliche, auf Homöopathie spezialisierte Krankenhäuser. In Frankreich kann man in den Apotheken ganz normal homöopathische Medikamente kaufen. Und auch in Deutschland sind zehn Prozent der Ärzte Homöopathen.
In Japan ist die Homöopathie in den letzten Jahren endlich einem größeren Publikum bekannt geworden. 1998 wurde die Japanische Homöopathische Ärztevereinigung gegründet und ich hoffe, dass sich dieser Trend in der Zukunft weiter verstärkt.
Die Homöopathie wurde vor fast 200 Jahren von vielen Menschen anerkannt und wir wissen nicht, wie viele Menschen im Laufe der Zeit davon profitiert haben. Trotzdem ist sie von den Naturwissenschaften nicht anerkannt. Schon öfters wurden in namhaften naturwissenschaftlichen Zeitschriften Artikel zu ihrer Wirkung veröffentlicht, aber sie alle wurden wohl ignoriert oder sie wurden in der Redaktion derart umgeschrieben, so dass sie bei der Veröffentlichung letztendlich unglaubwürdig klangen.
Die meisten Naturwissenschaftler sagen Folgendes: »Wissenschaftlich gesehen kann die Homöopathie nicht wirken, trotzdem wird sie von vielen Menschen praktiziert.« Was für ein eklatanter Widerspruch!
Solche absurden Dinge kommen in den Naturwissenschaften allerdings öfter vor.

Professor Teruo Higa von der Ryûkyû Universität ist der Entdecker der EM (Effektive Mikroorganismen) und reist um die Welt, um ihre Verbreitung zu unterstützen.
EM sind Mikroorganismen, die für den Menschen und die Umwelt positiv wirken. Sie werden in einer Flüssigkeit aufgelöst, in der Landwirtschaft eingesetzt, um ohne Pestizide und Düngung eine große Anzahl an qualitativ hochwertigen Produkten zu ernten. Setzt man sie bei der Klärung von Schmutzwasser ein, kann man Abwässer so weit regenerieren, dass sie als Trinkwasser eingesetzt werden können. Und erst kürzlich hat man festgestellt, dass sie sogar zur Behandlung des Dioxins, das bei der Müllverbrennung entsteht, wirksam sind.
Als Professor Higa die EM erforschte, hatte er ein seltsames Erlebnis: Beim Auswaschen der Keramiktöpfe, in denen sich einmal EM befunden hatten, trat jedes Mal das charakteristische Phänomen der EM ein. Er versuchte es sogar mit einer Sterilisation der Töpfe bei hohen Temperaturen, doch diese Phänomene verschwanden nicht, ganz so, als seien die Charakteristika der EM auf die Keramiktöpfe übergegangen.
Professor Higa nahm dies zum Anlass, Keramiktöpfe mit übertragenen und eingebrannten EM-Qualitäten zu verwenden. Dass es Mikroorganismen gibt, die selbst bei einer hohen Temperatur von 700°C nicht abgetötet werden und weiterhin aktiv sind, und dass die, in die Keramik eingebrannten Charakteristika nicht entweichen können – das sind Gedanken, die alles bisher als vernünftig Geltende auf den Kopf stellen. Die EM-Keramik wird jedoch angewandt und zum Erhalt und der Wiederherstellung der Natur, in der Landwirtschaft und in vielen Bereichen des täglichen Lebens eingesetzt.
Dies ist ein weiteres Beispiel für Schwingungstechnik und ihre Anwendung. Professor Higa selbst berichtet: »Alle Substanzen haben ihre eigene Schwingung. Es ist das Wasser, das diese Infor-

mation weitergibt. Die Wassermoleküle speichern die Information wie ein Magnet. Es gibt Schwingungen, die gut für das Leben sind und solche, die es nicht sind. Und selbst gute Schwingungen können, wenn das Wasser verschmutzt ist, nicht richtig weitergegeben werden.«

Professor Higa sagt, dass es in der natürlichen Welt die zwei Strömungen gibt, den Strom der Wiederbelebung und den der Zerstörung.

Lässt man zum Beispiel Obst oder Gemüse längere Zeit herumliegen und legt es nicht in den Kühlschrank, so verfault es und verströmt einen unangenehmen Geruch. Das ist die Richtung der Zerstörung. Im Gegensatz dazu gibt es in Richtung der Wiederbelebung die Gärung. Bei der Vergärung von Sojabohnen entsteht Nattô (vergorene Sojabohnen, A.d.Ü.). Auch Miso (vergorene Reispaste, A.d.Ü.) und Sojasoße, ebenso wie Käse und Wein werden durch den Prozess der Gärung hergestellt. Der Geruch von Vergorenem ist durchaus nicht unangenehm.

Beide Prozesse werden von Mikroorganismen verursacht, aber jeweils von unterschiedlichen Arten. Die EM sind ausschließlich solche Mikroorganismen, die zur Wiederbelebung führen. Setzt man die EM in der Landwirtschaft ein, wächst qualitativ hochwertiges Gemüse, ohne dass man Pestizide und Düngemittel zur Verbesserung der Bodenqualität verwenden muss. Die EM schaden dem Menschen nicht und tragen nicht zur Qualitätsminderung des Bodens bei.

Im Gegensatz dazu sind Pestizide und Düngemittel gute Beispiele für zerstörerische Substanzen. Es stimmt, wenn man Pestizide benutzt, werden die Pflanzen nicht mehr von Schädlingen befallen, und durch Düngung erhält man größere Produkte. Allerdings tötet man damit auch Insekten und Mikroorganismen in der Erde. Selbst wenn es einige Zeit gut geht, zerstört man letztendlich den Boden selbst, den man dann auch nicht mehr verwenden kann.

Mit der heutigen Landwirtschaft ist der Boden weitgehend zerstört worden, der Mensch hat sich derart in die Natur eingemischt, dass der natürliche Kreislauf unterbrochen wurde.
Alles in der Natur ist eigentlich wiederbelebend. Sowohl die Leichen der Tiere als auch abgestorbene Pflanzen werden von Mikroorganismen abgebaut und werden zum Dünger für die Pflanzen und zu Erde. In diesem Kreislauf gibt es nichts Unnötiges – alles wird verwendet.
So hat die Natur den Kreislauf des Lebens eingerichtet.
Ich würde sagen, dass sich in vielen Bereichen die Gesellschaft weit von der Natur entfernt hat.
Aus lauter Bequemlichkeit und Gedankenlosigkeit werden sehr viele Dinge nur ein einziges Mal verwendet und dann weggeworfen. Hier gibt es keinen Kreislauf mehr.
Die Erde hat begonnen, sich gegen ein solches Verhalten der Menschen aufzubäumen. Wenn wir auch in Zukunft auf diesem Planeten leben wollen, müssen wir selbst uns ändern.
Wie wäre es, wenn wir uns für unser zukünftiges Leben den Slogan »Vom zerstörerischen Menschen zum regenerierenden Menschen« zulegen würden?

Etwa 1998 haben sich die Städte an der Küste der japanischen Inlandsee (spezielles, von Inseln umgebenes Meeresgebiet) zusammengeschlossen, um das Wasser der Inlandsee zu säubern, da für die Japaner diese Landschaft mit ihren, wie Trittsteinen angeordneten, kleinen Inseln eine historische Bedeutung hat.
Auf einer kleinen Insel in der Präfektur Hiroshima, in der Stadt Uchinoumi stellen Freiwillige EM her und verteilen sie an die Haushalte der Insel, damit in ihren Abwässern EM ausströmen können. Das bewirkte eine enorme Veränderung.
Die schlammige Bodenschicht in den Lagunen verschwand und plötzlich waren mehr Fische zu sehen. Selbst der Oktopus,

der bis dahin nicht mehr dort zu fangen gewesen war, kehrte zurück und man konnte auch mehr kleine Miesmuscheln sammeln als zuvor. Seitdem man im Spülwasser EM benutzte und die schlammige Bodenschicht in den Abwasserleitungen verschwunden ist, schmeckt der speziell angebaute Seetang ebenfalls besonders gut.

Die Stadt Akitsu in der Präfektur Hiroshima ließ sich von diesen Aktivitäten ebenfalls anstecken. Als die Stadt die Initiative ergriff und kostenlos EM verteilte, zeigte sich die Wirkung sofort: Die schlammige Bodenschicht in den Abwasserleitungen verschwand und der Japankärpfling (Oryzias latipes) kehrte zurück. In der Flussmündung tauchten wieder kleine Miesmuscheln auf. Die Stadt Akitsu ist berühmt für ihre Austernzucht. Um die Wasserqualität am Zuchtplatz und somit die Zucht insgesamt zu verbessern, hat man sogar mit EM angereicherte Erde ins Meer versenkt.

Nach mehreren derartigen Erfolgen haben sich die Städte und Gemeinden entlang der Inlandseeküste, Konzerne, Wissenschaftler und Bevölkerung zusammengetan und im Jahr 2002 die Seto-Inlandsee-Umwelt-Konferenz ins Leben gerufen. Gleichzeitig veranstaltete die Stadt Ômishima ein Seto-Inlandsee-Forum und ein Seto-Inlandsee-EM-Gipfeltreffen. Dabei wurden lebhafte Gespräche über die Beseitigung der Umweltschäden geführt.

Sind nicht solche Aktivitäten, wie die der Bevölkerung der Küstenregion um die Seto-Inlandsee ein erster Schritt zur Schaffung einer regenerierenden Gesellschaft?

Heilung beschränkt sich nicht auf den menschlichen Körper. Es muss auch an die Heilung des Erdbodens, der Flüsse und der Meere, von denen wir leben, sowie dieser ganzen Erde gedacht werden.

Was würde der Erde Heilung bringen? Es ist das Ankurbeln des Kreislaufs.

Ist es nicht unsere Bestimmung, den Kreislauf der Ressourcen, des sauberen Wassers, des Lebens in Bewegung zu bringen, um auf diesem Planeten mit den schönen Kristallen, auf dieser Erde zu leben?

3

Das Abenteuer des Flusses – die Reise des Wassers

Ich habe Ihnen bereits in meinem letzten Buch davon erzählt, dass das Wasser aus dem Weltall kommt. Das ist die These von Professor Louis Frank von der Iowa Universität.

Auch in diesem Moment regnet es pro Minute zwanzig kleine Kometen auf die Erde herab. In Wahrheit handelt es sich dabei lediglich um Klumpen aus gefrorenem Wasser mit einem Gewicht von bis zu hundert Tonnen. Trifft dieses Eis auf die Atmosphäre, entstehen Wolken, die uns den Regen bringen, der wiederum das Meer füllt.

Im Japanischen bedeutet das Wort für »Meer« auch »gebären«. Alles Leben ist aus dem Meer geboren. Und wenn wir der These von Professor Frank folgen, können wir weiter sagen: Wir alle stammen aus dem Weltall.

Dass die Menschheit sich ständig nach dem Weltall sehnt, das hat vielleicht genau darin seinen Ursprung.

Jeder von uns hat wohl die folgende Erfahrung gemacht: Wir liegen in einer klaren Nacht auf dem Erdboden und betrachten die Sterne und dabei ergreifen uns seltsame, ja nostalgische Gefühle. Die Seele ist seit vielen Tausenden, ja Abermillionen Jahren auf der Wanderschaft. Plötzlich haben Sie ein Gefühl, als ob Sie im Weltall schweben würden. Als ob Sie selbst ein Planet wären.

Seitdem 1961 Major Gagarin erstmals die Erde vom Weltall aus sah – er sagte, die Erde wäre blau gewesen – oder seit 1969 Apollo

11 auf dem Mond gelandet war – »Nur ein kleiner Schritt für einen Menschen, aber ein großer Schritt für die Menschheit« – ist diese Sehnsucht der Menschheit nach dem Universum deutlicher zu fühlen.

In diesem Universum gibt es in der Nähe der Erde noch einen Planeten, auf dem die Menschen landen könnten: den Mars. In nicht allzu ferner Zukunft wird dies wohl möglich sein. Bei der NASA plant man bereits ganz konkret einen bemannten Flug zum Mars und die Vorbereitungen scheinen auf Hochtouren zu laufen. Um diesen Plan in die Tat umzusetzen, müssen allerdings einige Hürden überwunden werden.

Auch hierbei spielt das Wasser eine lebenswichtige Rolle für den Menschen.

Wenn der Mensch das Weltall bereist, wirft das verschiedene Probleme auf. Die Schwächung der Knochen und Muskeln im schwerelosen Zustand, der psychische Druck durch die lange Zeit im engen Raumschiff ... Dazu gehört auch die existentielle Frage, wie man die Strahlungen im Weltall unschädlich machen kann. Im Weltraum gibt es außer den aus weiten Entfernungen kommenden Strahlungen auch solche, die aus den Flares der Sonnenflecken entstehen. Zu befürchten sind hauptsächlich die Strahlungen von den Flares. (Als Flares bezeichnet man Eruptionen in Sonnenflecken. Ihre Häufigkeit ist also an den 11-jährigen Rhythmus der Sonnenfleckenaktivität gekoppelt. Bei diesen Eruptionen wird eine enorme Menge an Strahlung freigesetzt. Flares beeinflussen unter anderem das Magnetfeld der Erde und stören elektronische Geräte, stellen also für Mensch und Technik im Weltall eine ernstzunehmende Gefahr dar.)

Es ist zwar wichtig, die Vorgänge auf der Sonne zu beobachten, sicherer ist es allerdings, einen Raum bereitzustellen, in den man sofort flüchten kann. Und dies muss ein stabiler, von dicken Wänden umgebener Raum sein.

Als Vorkehrungsmaßnahme hat die NASA folgenden Plan entwickelt: Man füllt säulenförmige Behälter mit Nahrungsmitteln, unter denen sich auch viel Flüssigkeit zum Trinken befindet und stellt somit einen von Säulen umgebenen Raum her. Sobald sich Sonnenflares entwickeln, flüchten sich die Besatzungsmitglieder bis es vorbei ist, und das kann mehrere Stunden dauern, in diesen Raum. Diese Idee beinhaltet auch die Verwendung von Nahrungsmitteln zur Abschirmung. Im Raumschiff gibt es auch für die Stärke der Wände eine Grenze, da man das Gesamtgewicht möglichst niedrig halten muss.

Um das Gewicht zu verringern, muss man auch die Menge an mitzunehmendem Wasser auf ein Minimum beschränken. Es heißt, dass ein Mensch auf der Erde täglich 180 Liter Wasser verbraucht. Man hat errechnet, dass er im Raumschiff mit drei Litern täglich auskommen muss, doch selbst diese Menge summiert sich zu einem ziemlichen Gewicht.

Deshalb befassen sich die Spezialisten auch eingehend mit den Methoden, wie man im Raumschiff Wasser wiederverwerten kann. Sie sind dabei, ein System zu entwickeln, mit dem sowohl Trinkwasser als auch das Wasser zum Waschen der Hände und des Gesichts wieder aufbereitet werden kann und wollen sogar Schweiß und Urin der Besatzungsmitglieder recyceln.

Das Wasser ist absolut notwendig, um das Leben zu erhalten. Gerade wenn man unter den unerbittlichen Bedingungen des Weltraums lebt, wird die Verfügbarkeit von Wasser zu einem wichtigen Schlüssel.

Im Mai 2001 wurde aus den Daten der Marsforschungssonde Mars Odyssee deutlich, dass kurz unter der Oberfläche des Mars viel Wasser in der Form von Eis vorhanden ist. Das bedeutet, dass es früher auf der Marsoberfläche Wasser gegeben hat.

Könnte man dieses Wasser sinnvoll nutzen, würde der Mars ein blauer Planet wie die Erde werden, auf dem vielleicht auch

Menschen leben könnten. Forschungen und Pläne diesbezüglich laufen bereits.
Die NASA führt schon seit 1996 einen Versuch auf der Insel Devon nahe des Nordpols durch, der auf der Annahme einer Besiedelung des Mars basiert. Auf der Insel Devon ist es kalt, der Boden besteht nur aus Felsen und die Umwelt ist derjenigen auf dem Mars sehr ähnlich. Hier werden Untersuchungen zum Leben auf dem Mars, ein Versuch zum Wohnen, zur Kommunikation und vielen weiteren Themen durchgeführt.
Es gibt einen guten Grund für den Start dieser Versuche, und zwar die ständige Verschlechterung der Umweltbedingungen auf der Erde. Die Erwärmung der Erdoberfläche, die Bevölkerungszunahme, Probleme bei der Nahrungsmittelbeschaffung, Umweltverschmutzung und der Wassermangel …
Wird die Erde in nicht allzu ferner Zukunft ein unbewohnbarer Planet werden?
Haben wir Menschen keine andere Wahl mehr, als auf andere Planeten, wie zum Beispiel den Mars, umzusiedeln?
Wir stehen derzeit vor riesigen Problemen.

Nun sind Sie wieder zurück von der Phantasiereise ins Weltall, wieder zurückgekehrt auf diese schöne Erde.
Sie stehen mitten in einem tiefen Wald. Sie kneifen die Augen zusammen, weil die zwischen den Bäumen hindurch einfallenden Lichtstrahlen Sie blenden. Der aus gefallenen Blättern entstandene, weiche Boden und die mit Moos bewachsenen, liegenden Baumstämme sind von lebhaftem Grün; Büsche und Farnkraut bedecken den ganzen Boden. Sie atmen die frische Luft tief ein, den Duft des Waldes.
Hier erklingen so viele Stimmen des Lebens. Der Flügelschlag eines Vogels, das Gezwitscher, der Wind, der die Bäume zum Rauschen bringt.

Wir sind auf diesem Planeten geboren und hier aufgewachsen. Deshalb können wir nicht anders, als ihn lieben.
Lassen Sie uns damit beginnen, die herrliche Natur zu lieben, die dieser Planet hervorgebracht hat. Und als Nächstes wollen wir uns überlegen, was wir tun können, um diesen wundervollen Schatz zu bewahren.
Zwischen den moosbedeckten Felsen sickert Wasser hervor, eine kleine Quelle ist entstanden. Wir schöpfen etwas Wasser mit beiden Händen und trinken davon. Wir fühlen, dass es viel Energie aus der Erde gespeichert hat. Dieses Wasser hat im Erdinneren viele Erfahrungen gesammelt.

Das im Bauch der Erde gespeicherte und gereifte Wasser – woher stammt es eigentlich?
Lassen wir dazu unsere Gedanken eine Weile zu den Erfahrungen des Wassers wandern.
Das Wasser, als Eisklumpen aus dem Weltall gekommen, fällt aus dem Himmel auf einen Berg oder benetzt die Blattspitzen der Bäume und diese erste Berührung mit der Erde, dies entspricht dem Babystadium des Wassers.
Hiermit beginnt das abwechslungsreiche Leben des Wassers auf der Erde.
Das Wasser, als Regen herabgekommen – wohin geht es nun?
Tatsächlich wird sehr viel davon von den Blättern der Bäume aufgehalten und verdunstet wieder. Auch viel von dem Wasser, das in die Erde einsickert, wird von den Wurzeln der Pflanzen aufgesogen und ebenfalls über die Blätter verdunstet, auf diese Weise kehren etwa zwei Drittel des Regenwassers wieder in die Atmosphäre zurück.
Es heißt, dass von einem dicht belaubten Wald nach einem heftigen Regen auf einen Hektar sogar zehn Tonnen Wasserdampf abgegeben werden.

Das Wasser, das auf diese Art und Weise wieder in die Atmosphäre zurückkehrt, bildet entweder hoch oben die Wolken oder es verbleibt in Bodennähe und wird zu Nebel. Das Wasser, das den Nebel bildet, wandelt seine Form noch einmal. Sobald sich die Luft bis unter den Gefrierpunkt abkühlt, wird es zu Raureif, der auf Blätter und Blüten einen weißen Rand zaubert. Bleiben die Temperaturen über dem Gefrierpunkt, wird der Wasserdampf über der Erdoberfläche abgekühlt und liegt als Tau auf Gräsern und Blumen.

Es gibt nichts Schöneres als den von bunten Blüten und Blättern tropfenden Tau.

Der kristallklare Tau ist wie eine Fee, sie empfängt viel Liebe von den Blumen, und die grünen Blätter sprühen nur so vor Lebenskraft. Und die Tautropfen auf ihnen, die Feen, sind in Resonanz mit dem Leben der Pflanzen.

Ein Tautropfen tropft von einer frischen Knospe auf einen Baum, liegt eine Weile auf einem, sich sanft wiegenden Blatt, bevor er einem darunter sitzenden Frosch auf den Rücken tropft. Wenn Sie morgens in den Wald gingen, könnten Sie viele Wasserfeen sehen, die von der Natur geliebt werden.

Hier haben wir die Form, in der uns die Natur ihre Liebe zeigt. Das heißt, das Wasser liebt den Frosch, die Blätter, den Baum, die frische Knospe.

Und so, wie das Wasser alle liebt, wird es wiederum von allen geliebt.

So wie ein Neugeborenes mit der mütterlichen Liebe geradezu überschüttet wird, so wächst auch ein neugeborener Wassertropfen in der Liebe der Natur auf.

Und wohin geht das Wasser, das als Regentropfen oder Tautropfen in der Erde versickert?

Ein Teil davon wird von den Pflanzenwurzeln aufgesogen und wiederum in die Atmosphäre verdunstet, doch wenn das nicht

der Fall ist, versickert es in der Erde und beginnt eine unglaublich lange, unterirdische Reise.
Es gibt unzählige unterirdische Gänge und Tunnel, durch die das Wasser fließt.
Wir, die wir auf der Erdoberfläche leben, machen uns kaum bewusst, wie viele Gänge es unter beziehungsweise in der Erde gibt.
Da gibt es zum Beispiel die kleinen Löcher, die von den vielen, unterirdisch lebenden Tieren gegraben werden.
Von Regenwürmern, Tausendfüßlern, Erdspinnen, Hirschkäfern und anderen Käfern und von Larven, Zecken und unsichtbaren Mikroben bis hin zu Maulwürfen, Mäusen und Hasen – die verschiedensten Tiere leben unter der Erde. Die Erde wird von diesen Lebewesen weich und locker gehalten. Sie ist in der Waagrechten sowie in der Senkrechten von Gängen durchzogen.
Neben diesen Tunneln gibt es Zwischenräume im Erdreich oder zwischen den Kieseln. Sie sind durch das Schmelzen von Eis in der Erde oder durch das Verrotten von Baumwurzeln entstanden oder dadurch, dass die Erde ausgetrocknet ist und dann Risse aufweist. Oder das Wasser reist in Felsspalten bis tief in das Innere der Erde hinein.
Unter der Erdoberfläche gibt es verschiedene Erdschichten, von Sand über Schotter oder Lehm bis zu den verschiedensten Gesteinen, die mehrfach übereinander geschichtet sind. Durch all diese Schichten sickert das Wasser geduldig. Die Geschwindigkeit, mit der das vor sich geht, hängt auch von der Bodenbeschaffenheit ab, doch in der Regel sickert das Wasser ziemlich langsam nach unten. Nicht selten sind es nur dreißig Zentimeter im Jahr. Das in die Erde hineintauchende Wasser hat Zeit sehr langsam zu fließen.
Das Wasser, das nun in der Erde bis auf einen undurchdringlichen Fels- oder Lehmboden durchdringt, bildet dann einen unterirdischen Fluss. Auf diese Art und Weise entstehen unterirdische Flüsse. Je nach Neigung und Form der Felsen entstehen Flüsse,

ganz so wie auf der Erdoberfläche, und sogar unterirdische Seen. Das Wasser, das ein Baby gewesen war bevor es im Boden versickerte, sammelt auf diese Weise während seines langen Lebens unterhalb der Erdoberfläche die vielfältigsten Erfahrungen. Es nimmt die verschiedensten Informationen auf.

Die Beschaffenheit des Wassers auf dieser Entwicklungsstufe wird von den Bodenarten, durch die es gesickert ist, bestimmt. Das entspricht dem, wie der Charakter in den Kindheitsjahren geformt wird.

Wasser, das durch Kalkstein geflossen ist, enthält viel Kalzium und Magnesium. Solches Wasser, reich an Mineralien, nennt man »hartes Wasser«. Andererseits ist der Anteil an Mineralien in dem Wasser, das durch Schichten von Lehm und Granit gesickert ist, gering und man nennt es »weiches Wasser«.

Schließlich, nachdem das Wasser sein Studium unter der Erde beendet hat, soll es nun seine Arbeit auf der Erdoberfläche beginnen und wird nach oben gezogen.

Dort, wo es hinfließt, ist ein helles Licht zu sehen – es ist die langersehnte Welt da draußen.

Das zwischen den moosbewachsenen Felsen hervorsprudelnde, klare Wasser, eine kleine Quelle – das Wasser, das Sie eben mit beiden Händen geschöpft haben, hat auf diese Weise eine lange, unterirdische Reise gemacht, die es bereits lange vor Ihrer Geburt angetreten hat.

Die Quelle bringt ein munteres Bächlein hervor. Lassen Sie uns nun dieses Bächlein weiter verfolgen.

Es vereinigt sich mit anderen kleinen Bächen und Rinnsalen und nimmt auch Regenwasser auf, das erst in die oberen Erdschichten eingesickert ist. So bildet es einen Wasserlauf, der sich weiter in die Erdoberfläche hineinfrisst – ein Bachbett mit einem festen Ufer entsteht. Das ist die Geburt des Flusses.

Der Wasserlauf wird kraftvoller, gräbt sich tiefer in die Erde und die Felsen ein und nimmt allmählich an Breite und Tiefe zu. Das Wasser ist zu einem verwegenen und kräftigen Jugendlichen herangewachsen.
Der weiterhin kräftig wachsende Fluss trägt die Felsen in den Bergen ab und schafft tiefe Schluchten.
Auch die Eigenarten des Flusses bilden sich in dieser Umgebung heraus. Es kommt vor, dass er braune Erde mit sich reißt und ein trüber, langsam und gewaltig fließender Strom wird. Andere Flüsse haben ein klares Wasser, werfen Gischt auf und tragen den harten Felsboden ab.
Wasserläufe bergen eine furchterregende, ehrfurchtgebietende Kraft.
Natürlich kann das Wasser alleine sich nicht in die harten Felsen und die Erde eingraben. Diese Arbeit erledigen hauptsächlich Felsbrocken, Erde und Sand, die vom Wasser mitgeführt werden. Kleine Steine werden vom Wasser getragen, reiben die Erde der Umgebung ab und reißen größeres Gestein mit in den Fluss. Dadurch werden große Felsen abgeschilfert und der Fluss gewinnt dabei an Kraft.
Auf seinem Weg nimmt der Fluss die verschiedensten Orte und Wesen wahr.
Im Oberlauf ist er vielleicht einem flussaufwärts schwimmenden Lachsschwarm begegnet. Hirsche, Bären, Streifenhörnchen und andere Tiere trinken das Wasser und spielen dort. Und vielleicht hat ein umgestürzter Baum auch den Lauf unseres Flusses verändert. Schließlich kommt er in die Ebene.
In großen Windungen fließt er gemächlich durch die Natur. Aus der Luft betrachtet sieht er wie der Körper einer riesigen Schlange aus.
Seine Gestalt ändert sich mit der Zeit, oft kaum merklich. Mitgeführte Erde und Sand lagern sich im breiten Flussbett ab und

schaffen Sandbänke. Von den Ufern werden Erde und Sand abgetragen, an anderen Stellen wieder deponiert, sodass sich der Wasserlauf permanent ein klein wenig verändert.
Wenn es eine Videokamera mit Zeitrafferfunktion gäbe, die die Bewegungen vieler Jahre in wenigen Minuten zeigen würde, und man damit den Wasserlauf aufnehmen würde, würde wahrscheinlich der Körper einer sich windenden Schlange zu sehen sein.
Normalerweise sind solche Bewegungen eines Flusses sehr langsam, aber der Mississippi und andere Flüsse sollen ihren Flusslauf in einem Jahr sogar schon um zwanzig Meter verändert haben.
Nachdem der Fluss seinen Lauf verändert hat, lagern sich die vom Fluss mitgerissene Erde, der Sand und der Schlamm ab. Das bildet dann oft einen natürlichen Deich.
Wenn ein Hochwasser diesen Deich wegspült, werden Erde und Sand in die umgebende Ebene getragen und dort verteilt. Die auf solche Art und Weise entstandenen Flutebenen werden von jeher als fruchtbares Ackerland verwendet. Dank des Hochwassers konnten die Menschen eine reiche Ernte einbringen.
Berühmt dafür ist die Flutebene des Nils. In dieser fruchtbaren Erde nahm die ägyptische Zivilisation ihren Anfang. Hochwasser ist eine Naturkatastrophe, gleichzeitig aber ist es ein Segen des Himmels, es bringt fruchtbare Erde, die reich an Nährstoffen ist.
Der Fluss wächst im Verlauf einer sehr langen Zeitspanne und verändert seine Gestalt, denn, sofern er naturbelassen ist, fließt und lebt er.
Fließt er durch eine Stadt, begegnet der Fluss sehr vielen Menschen – alten Menschen, die auf der Brücke spazieren gehen; Mädchen, die Fahrrad fahren; Liebespaaren, die den Fluss gemeinsam betrachten; Kindern, die am Flussufer Fußball spielen; Vätern, die mit ihren Kindern Ball spielen – im sanften Sonnenlicht betrachtet das Wasser ruhig und gelassen das Alltagsleben der Menschen.
Auch der Fluss ist ein »alter Mensch« geworden. Da der Fluss an

Breite gewonnen hat, ist auch die Kraft des Wassers allmählich sanfter geworden. Schließlich nähert er sich dem Meer.
Die vom Fluss angeschwemmte Erde und der Sand beginnen sich langsam im Flussbett abzusetzen. Wenn sich dort Erde und Sand ansammeln, wird das Flussbett flach und der Fluss fließt noch langsamer.
Und in dem Moment, in dem er sich ins Meer ergießt, hört der Fluss auf zu fließen.

Was geschieht wohl in diesem Moment?
Die vom Fluss angeschwemmte Erde und der Sand lagern sich an der Flussmündung ab. Auf diese Weise entsteht ein Delta. Das Mündungsgebiet von solch riesigen Flüssen wie dem Ganges, dem Mississippi oder dem Amazonas verlandet stetig, indem sich Erde und Sand dort ablagern. Der Flusslauf wird wie ein Besen oder wie ein Netz vielfach aufgeteilt und kreiert eine eigenartige Landschaft.
Mit den Jahren verändert sich dadurch die Küstenlinie. Auch das Delta ist ein sehr fruchtbarer Landstrich. Die meisten fruchtbaren Ackerbaugebiete liegen in einem, von einem Fluss geschaffenen Delta.
Im Meer leben ebenfalls verschiedene Lebewesen. Und der Fluss sieht der Zusammenarbeit mit diesen Lebewesen froh entgegen. Das ist der Beginn des nächsten Lebens.
Das Rad der Wiedergeburt – das Wasser zeigt uns seine Lebensgeschichte vom Anfang bis zum Ende. Es verbringt eine unvorstellbar lange Zeit damit, die Erde zu umrunden. Vom Berggipfel bis zum Meeresboden durchwandert es alle Ecken und Winkel, trägt Leben und verbindet.
Indem wir das Leben des Wassers verfolgen, können wir jedwedes Leben auf der Erde betrachten. Der Fluss des Wassers ist der Fluss des Lebens.

Dazu wollen wir uns den zweiten Teil der Wasserkristall-Fotografien ansehen (Siehe Seite 129 – 160). Ich habe mehrere Flüsse vom Oberlauf bis zum Unterlauf verfolgt und ihre Kristalle fotografiert. Weitere Themen sind: Was hat das Wasser für ein Gesicht gezeigt, als ich ihm Fotografien von Naturlandschaften zeigte und als ich die Schwingungen von Blumen übertrug? In diesen Kristallen kommt auch die Vielfalt und Gestalt der Lebewesen, die die Erde bevölkern, zum Ausdruck.

Die Geschichte der Menschen verläuft gemeinsam mit den Flüssen. Indus, Euphrat und Tigris, der Nil, der Huang He (der Gelbe Fluss, China) – alle Zivilisationen entstanden dort, wo es Wasser gab, und die Menschen gingen auf Wanderschaft auf der Suche nach Wasser.

Schließlich bauten sie am Ufer der Flüsse Städte. Das Kommen und Gehen der Menschen nahm zu, die Pferdewagen kamen und gingen und auch als die Autos die Straßen entlangfuhren, überwachte der Fluss ruhig das Treiben der Menschen.

Die Menschen gehen am Flussufer entlang, unterhalten sich mit Freunden, denken beim Betrachten der spiegelnden Wasseroberfläche über das menschliche Leben nach.

Als die Menschen sich aber hoch entwickelte Technologien und Wissen aneigneten, versuchten sie den Lauf der Flüsse zu ändern. Dies brächte der Menschheit großen Gewinn, so dachte man. Und viele sind auch heute noch der Meinung, dass man damit Erfolg hatte.

Im Jahre 1971 wurde am Nil der 3,6 km lange und 110 m hohe Assuan-Staudamm errichtet. Für dieses Bauwerk versetzte man den riesigen Abu Simbel Tempel, und etwa eine Million Menschen mussten ihre angestammten Häuser verlassen.

Zur Fertigstellung des Dammes gab es großen Applaus. Der Mensch hatte das Problem des Nil-Hochwassers, das seit Anbeginn der Geschichte bestanden hatte, überwunden. Dieses Wasser kann

nun von Menschenhand kontrolliert werden und die dort erzeugte Elektrizität deckt sogar ein Viertel des Strombedarfs von Ägypten. Allerdings hat man erst allmählich verstanden, was der Damm noch so alles mit sich brachte:
Die Nilmündung wurde nicht mehr mit frischem, fruchtbarem Boden versorgt. Deshalb mussten die Ackerbaugebiete dort künstlich bewässert und gedüngt werden. Die Bewässerung und der Kunstdünger erhöhten den Salzgehalt der Erde extrem und verschlechterten den Boden. Da das Wasser nun nicht mehr fließt, breiteten sich in den Speicherseen und Wasserkanälen Schädlinge aus, was der Bevölkerung großen Schaden zufügte. Außerdem begann der Boden im Deltagebiet abzusinken.
Die Schäden des Hochwassers waren vielleicht für die dort lebende Bevölkerung eine schmerzhafte Katastrophe, trotzdem hat der natürliche Zyklus perfekt funktioniert. Viele Lebewesen freuten sich auf das, alle paar Jahre kommende Hochwasser. Es war ein reicher Segen, den der Fluss brachte.
Der Damm hat das von der Natur in Jahrmillionen aufgebaute Ökosystem bis zur Unkenntlichkeit zerstört.
Im Grunde wirkt sich jeder Speichersee auf die eine oder andere Weise negativ aus.
Die Verunreinigung des Wassers durch Quecksilber schädigt die Fische, die im Speichersee leben. Der Speichersee bezieht sein Wasser ursprünglich aus den Bergen, die Erde dort enthält Quecksilberverbindungen.
Die vom Wasser überspülten Pflanzen werden zu einem guten Wohnort für Bakterien. Die sich vermehrenden Bakterien nehmen die Quecksilberverbindungen aus der Erde auf und verwandeln sie in das hundertfach giftigere Methyl-Quecksilber. Dieses reichert sich im Ökosystem an und gelangt in den Körper der Fische.
Die Indianer vom Stamm der Cree leben in Kanada im Gebiet von der James-Bucht bis zum Peace-River, und seit der See, in

dem sie immer fischen, in einen Speichersee für ein Elektrizitätswerk verwandelt wurde, weisen ihre Haare eine hohe Konzentration an Quecksilber auf. Ähnliche Beispiele finden sich auch in anderen Gebieten Kanadas.

Diese Beispiele zeigen weitere Probleme auf, die die Veränderungen des natürlichen Wasserlaufs durch Menschenhand mit sich bringen.

Es wird dabei ja nicht nur der Fluss des Wassers von den Menschen aufgestaut. Auch die von den Lebewesen gebildeten Netzwerke, die Ökosysteme, werden unterbrochen.

Rachel Carson warnte in ihrem Buch »Der stumme Frühling« (Beck'sche Reihe), dass die als Insektenvertilgungsmittel eingesetzten Chemikalien wie DDT das Wasser verschmutzen und daraufhin Fische und Vögel sterben. Chlorierte Kohlenwasserstoffe wie DDT, Heptachlor, Lindan, Aldrin, Chlordan, Parathion, um nur einige Substanzen zu nennen, und viele andere chemische Verbindungen wirken wie ein teuflischer Fluch.

Rachel Carson beschreibt den Einsatz eines dieser Insektenvernichtungsmittel gegen den Goldkäfer, einen Schädling. Das Mittel drang in die Erde ein und zunächst krabbelten die Käfer an die Erdoberfläche, um dort zu sterben. Dann starben die Rotkehlchen, Fasane, Stare und andere Vögel, da sie die Käfer gefressen oder Wasser getrunken hatten oder in diesem Wasser gebadet hatten, in dem sich das Gift angereichert hatte.

Als nächstes fand man die Leichen von Eichhörnchen und Hasen. Des Weiteren starben etwa neunzig Prozent der, auf den Bauernhöfen gehaltenen Katzen. Der Schaden erstreckte sich auch auf die, auf den Bauernhöfen gezüchteten Schafe.

Die staatlichen Landwirtschaftsministerien jedoch fuhren fort, noch stärkere Insektenvertilgungsmittel – und das über Jahre hinweg – zu versprühen.

Rachel Carson klagt ebenfalls an, dass chemische Substanzen einen Einfluss auf den Lachs und die Forellen in den Flüssen haben und dass durch chemische Mittel auch Krebserkrankungen beim Menschen häufiger auftreten.
Natürlich sind diese Behauptungen auf Widerstand in der Schädlingsbekämpfungsmittel-Industrie gestoßen. Diese Branche kritisierte Carsons Theorie scharf und stempelte die Autorin als eine hysterische Frau ab. Vernunft und Charakter von Frau Carson, als sie sich im Fernsehen verteidigte, haben jedoch die Herzen der Zuschauer gewonnen. Schließlich musste auch die Regierung die Richtigkeit ihrer Behauptungen anerkennen.
Ihr Scharfsinn und ihre Weisheit strahlen auch heute noch und erreichen unsere Herzen. Ich finde eigentlich, jeder heute lebende Mensch sollte einmal dieses Buch lesen.
Frau Carson hat nicht nur besonders früh die Umweltverschmutzung vorhergesagt, die diese starken Gifte mit sich bringen. Sondern mehr noch, sie sagte die dadurch begonnene Kette des Verlustes, den Kreislauf der Zerstörung voraus.
Wenn man Insekten und Unkraut mit chemischen Mitteln vertilgt, rottet man – wie bereits gesehen – auch viele andere Lebewesen aus und vernichtet außerdem gründlich die Mikroorganismen, die ihrerseits die Nährstoffe für den Boden produzieren.
Damit stirbt der Boden. Um auf einem solchen Boden auch weiter Landwirtschaft betreiben zu können, bleibt nichts anderes, als weiterhin, bis in alle Ewigkeit, chemische Substanzen einzusetzen. Ist der natürliche Kreislauf einmal unterbrochen, ist es schwierig, ihn wieder in Gang zu bringen.
Es sind nun 40 Jahre vergangen, seit der Warnung von Frau Carson. Sind nun vielleicht die Umstände besser geworden? DDT und einige andere Substanzen, vor denen sie damals gewarnt hatte, sind inzwischen in den Industriestaaten verboten und werden dort auch tatsächlich nicht mehr eingesetzt. Aber – und das ist

beängstigend – diese Substanzen werden noch in die Länder verkauft, in denen sie nicht verboten sind.
Wir Menschen beachten den Lebenskreislauf nicht, den die Natur in langen Jahren erschaffen hat, sondern verfolgen nur den Gewinn und die Bequemlichkeit und unterbrechen ständig diesen Kreislauf. Dies hat den Kreislauf des Verlustes, der sich auf Verwüstung und Zerstörung hinbewegt, in Gang gesetzt.
Sind wir nicht jetzt in ein Zeitalter eingetreten, in dem wir dieses Rad anhalten und darüber nachdenken müssen, was wir tun?
Wir müssen noch einmal zum Ausgangspunkt zurückkehren und nachdenken: Darüber, dass wir Menschen fließendes Wasser sind.
Wir haben hier gesehen, dass wir in Harmonie mit der Natur und dem Wasser geflossen sind.
Blumen, Bäume, Vögel, Insekten, die kleinen Lebewesen in der Natur – sie alle haben das Wasser geliebt.
Und das fließende Wasser hat die Lebewesen in der Natur geliebt.
Wollen wir Menschen denn nicht endlich wieder in diesen Kreislauf zurückkehren?
Wenn Sie aus ganzem Herzen die Natur lieben, liebt die Natur Sie auch.
Wenn Sie beten, antwortet Ihnen die Erde.
Dann wird sich die Liebe auf alles Leben und alles Wasser ausdehnen.

4

Schwingungen und ihre seltsame Welt

»Es war einmal eine überaus böse Hexe. An einem Fluss ...«
So begann der alte Aborigine-Mann, in dessen dunklem Gesicht ein langer, weißer Bart leuchtete.
Er war so zwischen 84 und 86 Jahre alt. So genau wussten es weder er selbst noch seine Familie.
Die tief im Gesicht eingegrabenen Falten sprachen Bände über seine bisher gesammelten Erfahrungen und seine Weisheit.
Im August 2002 besuchte ich zum ersten Mal bei einer Vortragsreise Australien. Dort lauschte ich den Erzählungen des alten Aborigine Eric.
Er erschien mit seiner Familie in dem Restaurant, in dem wir uns verabredet hatten. Als ich ihm als Geschenk einen Band mit Wasserkristall-Fotografien überreichte, nahm er ihn in die Hand und blätterte ihn interessiert durch und dann trug er uns eine seit langer, langer Zeit überlieferte Geschichte vor.
»Es war einmal eine überaus böse Hexe. An einem Fluss, der im nördlichen Teil des heutigen New South Wales fließt, an seinem fernen Oberlauf, liegt ein gewisser Berg und auf seinem Gipfel lebte sie.
Eines Tages, als sie so auf die Welt da unten herabblickte, sah sie Menschen augenscheinlich glücklich am Ufer des Flusses leben und sie wurde von starker Eifersucht gepackt.
Sie staute das Flusswasser auf, sodass das Wasser keine einzige Menschensiedlung mehr erreichte.
Als das saubere Wasser nun nicht mehr fließen konnte, sammelte

sich verschmutztes Wasser in dem Flussbett und das verhexte sie noch zusätzlich: Sie übertrug Gedanken der Eifersucht und den habgierigen Gedanken, dass nur sie allein glücklich sei, auf das Flusswasser. Die am Flussufer lebenden Menschen, Erwachsene wie Kinder, wurden alle krank. Und nicht nur das! Die Anzahl der Diebstähle, Streitigkeiten und Zänkereien nahm zu. Das kam aufgrund der schlechten Gedanken, die die Hexe auf das Wasser übertragen hatte.«

Gedanken auf Wasser zu übertragen – entspricht das nicht dem Prinzip der Schwingungen? Ich hätte mir nicht gedacht, dass in einer, seit vielen tausend Jahren überlieferten Erzählung von Schwingungen die Rede sein könnte.

Vielleicht wussten die Menschen damals aus Erfahrung davon.

»Dies ging so viele Jahre lang, bis eines Tages ein zauberkundiger Jüngling mit seinem Hund spazieren ging. Als ein Känguru auftauchte, verfolgte er es, doch plötzlich war der Hund verschwunden. Nach einer ziemlich langen Zeit kehrte der Hund pitschnass zurück. Das aus dem Fell des Hundes tropfende Wasser war sehr sauber, ganz anders als das Wasser des verschmutzten Flusses.

Der zauberkundige Jüngling, der wissen wollte, wo es solch sauberes Wasser gab, gelangte unter der Führung des Hundes an eine kleine Hütte in der Nähe des Berggipfels. Darin wohnte die Hexe und an diesem Haus war auch der saubere Fluss aufgestaut. Der Jüngling leitete den Fluss wieder in sein Flussbett, er verwandelte die Hexe in Wasser und ließ sie den Fluss hinabtreiben. Sie war in wenigen Augenblicken vom Fluss absorbiert und bis an den Unterlauf abgetrieben. Die im Unterlauf entstandenen Untiefen rühren daher, dass die Hexe dort versucht hatte, auf der Stelle zu treten, um nicht weiter abgetrieben zu werden.

An einem großen Felsen in der Flussmündung blieb die Hexe irgendwie hängen und sie flehte um Hilfe. Da sprach der junge Mann zu ihr:

›Wenn du deine Einstellung änderst, helfe ich dir. Versprichst du, ab jetzt hier zu bleiben und für die Menschen zu arbeiten?‹ Die Hexe versprach es und wurde zu einem großen Baum, der auf dem Felsen wuchs. Die Menschen aber lebten wieder glücklich wie zuvor.

Die zum Riesenbaum gewordene Hexe übernahm ab nun die Aufgabe einer Wächterin. Wenn sich ein Dorfbewohner der gefährlichen Flussmündung näherte, streckte sie warnend ihre Äste aus, um ihm die Gefahr anzuzeigen.«

Es ist eine seltsame Erzählung. Und es war auch seltsam, eine solche Geschichte über das Wasser in einem von Japan so fernen Land zu hören. Wie viele andere Legenden und Sagen der Welt ist diese bei den Aborigines überlieferte Geschichte reich an Lehren darüber, wie die Prinzipien des Universums im Leben der Menschen wirken.

Wir wollen uns die Geschichte im Einzelnen betrachten.

Zunächst ist es so, dass das Wasser fließen muss. Wenn der Fluss aufgestaut wird, stirbt das Wasser.

Dann bringen Neid und Habgier es mit sich, dass alles durcheinander gerät. Das ist vielleicht genau die Botschaft für die modernen Menschen.

Des Weiteren liest das Wasser die Gefühle und trägt ihre Schwingungen in die Welt hinaus. Welche Botschaft das Wasser aufnimmt, liegt an jedem Einzelnen von uns.

Für die Menschen alter Zeiten waren sicherlich Fantasie, Naturwissenschaften und Philosophie ein und dieselbe Sache. Mit Erzählungen gaben sie die Prinzipien der Welt an die Kinder weiter. Es war ihnen sicher bewusst, dass es hinter der sichtbaren Welt unsichtbare Gesetze gibt. Politik war in Japan früher »eine festliche Angelegenheit«. Und die hervorragenden Ärzte waren damals Schamanen, die Gebete sprachen und heilten.

Das ist bei den Wasserkristall-Fotografien genauso. Um von mehr Menschen anerkannt zu werden und ihre Unterstützung zu erhalten, ist wohl – soweit möglich – eine naturwissenschaftliche Einstellung nötig. Doch es stimmt auch, dass es eine Welt gibt, in die man damit alleine nicht eindringen kann. Die Kristall-Fotografien sind auch herrliche Fantasien, die das Wasser uns zeigt. Wir können sicherlich vieles aus ihnen lernen, denn gerade die Fantasie zeigt die Prinzipien klar und deutlich.

Die Kristalle, die entstehen, wenn man Wasser gefriert, haben niemals dasselbe Gesicht. Genauso wie es keine zwei gleichen Schneeflocken gibt.

Wenn ich in meinen Vorträgen die Wasserkristall-Fotografien anhand von Dias erkläre, bekomme ich häufig die folgende Frage gestellt: »Wenn es keine zwei gleichen Kristalle gibt, wie kommt es dann, dass Sie genau diese Wasserkristall-Fotografie ausgewählt haben?«

Das ist wirklich eine verständliche Frage. Wenn man sie genau durchdenkt und eine wissenschaftliche Wiederholbarkeit verlangt – falls es tatsächlich in dieser Welt eine echte Wiederholbarkeit geben sollte – dann muss ich mir natürlich den Vorwurf gefallen lassen, dass es keinen Grund gibt, genau diese eine Kristall-Fotografie auszuwählen.

Aber es ist unmöglich, Ihnen alle Kristall-Fotografien mit den unterschiedlichen Gesichtern zu zeigen, die bei der Beobachtung auftauchen, und ich halte nicht viel davon, dies zu tun. Es hat genauso wenig Sinn, bei der Betrachtung von Hunde-Fotografien in einem Bildband über Tiere zu fragen: »Warum hat man gerade dieses Bild genommen, wo doch die Hunde alle ein unterschiedliches Gesicht haben.

Das Kriterium für die Auswahl einer Kristall-Fotografie ist, ob diese Fotografie am deutlichsten den, unter bestimmten Gegebenheiten entstehenden Kristall zeigt. Nun, wie läuft dieser Prozess ab? Das will ich Ihnen nun näher erklären.

Um Wasserkristalle zu fotografieren, beginnt man damit, in fünfzig Petrischalen mit einer Pipette jeweils einen Tropfen Wasser zu geben. Nachdem dieses bei minus 25°C gefroren wurde, betrachtet man jeden der fünfzig Wasserkristalle und fotografiert ihn unter einem Mikroskop. Natürlich entsteht in den fünfzig Schalen nicht genau der gleiche Kristall.
Zunächst kategorisiert man die auf diese Weise entstandenen Kristall-Fotografien nach folgenden acht Kriterien: »schöner Kristall«, »Neigung zum Schönen«, »Sechseck«, »strahlenförmig«, »Gitterwerk«, »unregelmäßige Gestalt«, »Zusammenbruch«, »kein Kristall«.
Hat man die Fotografien auf diese Weise kategorisiert, wird ersichtlich, welche Tendenz zur Kristallbildung dieses Wasser aufweist. Schauen wir uns das anhand des auf Seite 132 vorgestellten Bildes des Flusses Honmyôgawa, der sich in das Ariake-Meer ergießt, an: Der Kristall, den wir »Vor dem Einmünden in das Ariake-Meer« genannt haben, kann keine sechseckigen Kristalle bilden; die Form ist zerbrochen. Wie verlief in diesem Fall die Kategorisierung? Die Ergebnisse waren die Folgenden:

»schöner Kristall« 0
»Neigung zum Schönen« 0
»Sechseck« jeweils 0
»strahlenförmig« 2
»Gitterwerk« 6
»unregelmäßige Gestalt« 29
»Zusammenbruch« 2
»kein Kristall« 11

Daraus war klar ersichtlich, dass die Form fast aller Kristalle zusammengefallen war oder dass keine Kristalle gebildet werden konnten. In 11 Fällen war überhaupt kein Kristall zu sehen.

Nun wählten wir die Fotografie aus, welche die Charakteristika dieses Wassers am besten zeigt. In diesem Fall haben wir sie aus der Kategorie »unregelmäßige Gestalt« genommen.
Und wie kamen wir zu dem Bild des besonders wohlgeformten Kristalls, den wir als »Oberlauf des Flusses« (s. S. 131) vorgestellt haben? Die Kategorisierung sieht folgendermaßen aus:

»schöner Kristall« 2
»Neigung zum Schönen« 4
»Sechseck« 0
»strahlenförmig« 4
»Gitterwerk« 8
»unregelmäßige Gestalt« 29
»Zusammenbruch« 3
»kein Kristall« 0

In diesem Fall haben wir als repräsentative Fotografie einen »schönen Kristall« ausgewählt. Statistisch gesehen waren das zwar nur zwei aus fünfzig Fotografien. Wenn aber ein solch »schöner Kristall« erscheint und dann noch mehrere Kristalle aus den darunter liegenden Kategorien »Neigung zum Schönen« oder einfaches »Sechseck« oder »strahlenförmig« bis zu »Gitterwerk« oder »unregelmäßige Gestalt« auftauchen, so sind die »schönen Kristalle« die Krönung. Es gibt sozusagen sehr viele Vorboten dafür.
Deshalb dachten wir, dass bei diesem Wasser ganz allgemein leicht ein wohlgestalteter Kristall entsteht, und wenn man eine repräsentative Fotografie dafür sucht, ist es die eines »schönen Kristalls«. Es ist schwierig, diese Auswahl genau zu erklären, sie bedeutet eben nicht, einfach ein Bild der am häufigsten vorkommenden Kristallform eines Wassers zu nehmen, sondern eines, das den Charakter dieses Wassers am besten darstellt.

Dabei beeinflusst natürlich das Gefühl des Auswählenden das Ergebnis sehr stark. Hat man mehrere Fotografien auszuwählen, ist es wohl am besten, wenn sie alle von ein- und derselben Person ausgesucht werden. Alle Kristallfotografien in diesem Buch habe ich selbst ausgewählt.
Auf diese Weise gelangen die Wasserkristall-Fotografien zur Veröffentlichung und können von Ihnen allen betrachtet werden, aber als »wissenschaftlich« kann man das derzeit natürlich noch nicht bezeichnen. Die Welt der Schwingungen ist chaotisch und es gibt viele Fälle, die man nicht auf der Basis von mathematischen Daten in Schwarz oder Weiß einteilen kann.
Wir können höchstens eine winzige Ecke des unwahrscheinlich großen Tuches, das diese Welt bedeckt und das »Grundprinzipien« heißt, lüften. Und wir können diese Prinzipien so darstellen, dass jeder sie sehen kann, und sie mit solchen Worten interpretieren, dass jeder sie verstehen kann.

Zu den Wasserkristall-Fotografien gibt es noch eine häufige Frage. Es ist die Folgende:
Wie kommt es, dass das Wasser völlig andere Kristalle ausbildet, lediglich dadurch, dass es Bilder oder Schriftzeichen gesehen hat? Warum ändert sich dadurch der Charakter des Wassers derart? Vom bisherigen Allgemeinwissen her betrachtet, lässt sich das tatsächlich nur schwer verstehen.
Die Idee, dem Wasser Bilder zu zeigen, kam mir bereits zu einem Zeitpunkt, als ich noch keine Wasserkristalle fotografierte.
Zu dem Zeitpunkt fand ich ein Gerät, das Schwingungen misst. Ich wurde von vielen Menschen bezüglich Gesundheitsfragen um Rat gebeten und praktizierte eine Heilmethode, bei der die Menschen, allein durch das Trinken von Wasser, ihre Gesundheit wieder erlangten.
Eines Tages kam ein Mann zu mir. Seinen Erzählungen zufolge

war bei der 22 Jahre alten Tochter eines früheren Bekannten ein bösartiger Tumor an einem Lymphknoten festgestellt worden. Er erzählte mir auch, dass ihr Vater, also der frühere Bekannte dieses Mannes, vor einigen Jahren an genau der gleichen Krankheit gestorben war.

Diese junge Frau war Medizinstudentin und hatte sich zur Behandlung in die Klinik ihrer Universität begeben. Sie war operiert worden, der Verlauf war allerdings nicht zufrieden stellend und nun sollte sie mit Chemotherapie behandelt werden.

Ehrlich gesagt, ich war ratlos. Ich konnte ja schlecht das Schwingungsübertragungsgerät mit in das Krankenzimmer einer Universitätsklinik nehmen. Die Schwingungstherapie dem behandelnden Chefarzt zu erklären, hätte sich mit Sicherheit auch sehr schwierig gestaltet, und überhaupt glaubte ich nicht, dass der Arzt etwas Derartiges akzeptieren würde.

Ich teilte dem Mann mit, dass, um die Schwingungen eines Patienten auf Wasser zu übertragen, der Betreffende anwesend sein müsse. Außerdem bräuchte ich das Einverständnis der Familie.

Da stand der Mann auf und ging sofort ins Krankenhaus, um am selben Tag noch mit der Mutter der Patientin wieder in meiner Praxis zu erscheinen.

Ich wurde von seinem Eifer angesteckt. Ich wollte ein Experiment wagen: Mir war die Idee gekommen, ob es nicht vielleicht möglich sei, mittels einer Fotografie die Schwingungen der betreffenden Person zu übertragen. Ich bat die Mutter mit einer Polaroid-Kamera ein Bild ihrer Tochter zu machen und mir dieses zu bringen.

Die nun folgende Behandlung erforderte viel Geduld. Sobald ich eine negative Schwingung ausgeschaltet hatte, wurde wieder eine dahinter liegende Schwingung gemessen. Auf diese Weise musste ich – wie man bei einer Zwiebel Schicht um Schicht ablöst – jede einzelne Schwingung behandeln.

Ich befestigte die Fotografie am Gerät, übertrug die daraus gewonnenen Schwingungen auf Wasser, das ich dann der jungen Frau zu trinken gab und nach dem Trinken machte die Mutter dann eine neue Fotografie … Nun pendelte die Mutter mehrere Tage lang bis zu dreimal täglich zwischen dem Krankenhaus und meiner Praxis hin und her.
Ich fühlte, wie diese Methode wirkte. Bereits auf das Ergebnis der ersten Schwingungsmessung, die »Unsicherheit, welche sich auf den Magen schlägt« angezeigt hatte, erhielt ich ein positives Feedback. Die Mutter berichtete mir, dass der jungen Frau zu dem Zeitpunkt sehr übel war und sie nichts essen konnte.
In einer Fotografie wohnen die Schwingungen der betreffenden Person. Da ich davon überzeugt war, beschloss ich das Folgende zu probieren:
Ich übertrug die Schwingungen zum Auslöschen von negativen Schwingungen direkt auf die Fotografie. Als ich dann die Schwingungen des Bildes erneut ausmaß, waren diese negativen Schwingungen eindeutig verschwunden. Die Fotografie funktionierte als Stellvertreter für die betreffende Person.
Durch diese Methode konnte ich an einer einzigen Fotografie mehrfache Messungen vornehmen und die Mutter brauchte nur noch ein einziges Mal am Tag zwischen meiner Praxis und dem Krankenhaus zu pendeln.
Wie effektiv diese Methode war, zeigte sich einige Tage später.
An jenem Tag, als ich wie immer die Schwingungen anhand der Fotografie der jungen Frau maß, kamen Schlag auf Schlag die Namen von Substanzen heraus, von denen ich noch nie gehört hatte. Es waren die Substanzen Cholecystokinin, Thyroxin und Hydroxylysin. Selbst ich kannte die Namen nicht. Sie waren noch niemals bei meinen Messungen aufgetaucht.
Als ich dies weitergab, war die Patientin sehr erstaunt. Diese Substanzen hatte sie an jenem Tag gespritzt bekommen, um ihre Kör-

perfunktionen zu unterstützen. Nun war auch ich tief beeindruckt. Seitdem bin ich von der Methode, Fotografien zu zeigen, fest überzeugt. Und ich brauche wohl nicht besonders zu erwähnen, dass auch die Patientin mir nun noch stärker vertraute. Ich stellte, als sie sich der Chemotherapie unterzog, einige Flaschen Wasser her, die den Nebenwirkungen der Krebsmittel entgegenwirkten und schenkte sie ihr.

Die junge Frau überstand die mehrmalige Verabreichung der Krebsmittel und konnte aus dem Krankenhaus entlassen werden. Danach stieg sie wieder problemlos in ihr Studium ein und arbeitet heute als Ärztin.

In den Fotografien sind die jeweiligen, eigenen Schwingungen enthalten. Man kann das vielleicht auch als eine Art von Idee bezeichnen. Es gibt – zwar selten, aber doch – Menschen, die die von einer Fotografie ausgehenden Schwingungen intuitiv spüren können.

Es gibt Menschen, die sehen zum Beispiel in der Zeitung das Bild einer vermissten oder verschwundenen Person und wissen sofort, ob sie noch lebt oder gestorben ist.

Doch selbst wir, die wir uns einbilden, keine solchen besonderen Fähigkeiten zu haben, verfügen gelegentlich über ein Derartiges Wissen.

Jemand hat mir berichtet, wie er sich beim Betrachten der Abbildung eines Bergsteigers, von dem in der Zeitung geschrieben wurde, dass er soeben den Mount Everest erfolgreich bestiegen habe, gedacht hatte: Dieser Mensch wird bald sterben. Kurz darauf wurde die Nachricht verbreitet, dass dieser Bergsteiger beim Abstieg verunglückt sei.

Ganz sicher hat das menschliche Bewusstsein die verborgene Fähigkeit eines »allgegenwärtigen Auges«, das – über Zeit und Raum hinaus – intuitiv die Wahrheit wahrnimmt.

Bei den Worten ist das genauso. Die japanische Idee von der Wortseele bedeutet, die Worte besitzen eine eigene Seele. Man kann sich das so vorstellen: Das Wort, sei es gesprochen oder geschrieben, trägt alle Informationen mit sich beziehungsweise in sich und diese können mit aufgenommen werden.

Auch die Idee, dem Wasser Worte zu zeigen, habe ich im Verlauf der Messung von Schwingungen entwickelt.
Fast alle Menschen, die mich um Rat baten, waren krank, und einige waren darunter, denen es sehr schlecht ging und die nicht in meine Praxis kommen konnten. In solchen Fällen ließ ich den Namen dieses Menschen mit dem Computer schreiben und las daran die Schwingungen ab.
Es gibt zahllose Beispiele dafür und in jedem Fall konnte da-durch ohne Probleme die Information über die Person abgelesen werden. Eine Zeit lang habe ich Versuche durchgeführt, bei denen ich dem Wasser Personennamen wie »Mutter Teresa« oder »Adolf Hitler« gezeigt habe und die so entstandenen Kristalle fotografiert habe. In wunderbarer Weise erschienen jedes Mal Kristalle, die diese Person symbolisieren könnten. Das war in einem Bildband zu sehen, den meine Firma herausgegeben hat.
Genau betrachtet, funktioniert das allerdings nur, solange es – selbst bei berühmten Persönlichkeiten – nicht irgendwo auf dieser Welt noch eine Person des gleichen Namens gibt. Deshalb wende ich diese Methode nicht mehr an.
Wenn ich die Worte »Danke« und »Dummkopf« zeige, nimmt das Wasser den Charakter dieser Worte sehr gut auf und zeigt entsprechende Bilder.
Spricht man das Wasser aber direkt an, so verändert sich die Bedeutung je nach der Stimme und dem Tonfall, mit dem dieses Wort ausgesprochen wird, ziemlich stark.
Wenn man dasselbe Wort »dumm« beim Schimpfen verwendet

oder im Spaß, mit freundlichem Humor ausspricht, hat es jeweils eine ganz andere Bedeutung.
Wenn man dem Wasser Schriftzeichen zeigt, umgeht man dieses Problem. Man kann behaupten, dass sich die reine Energie des Wortes dann viel einfacher im Kristall ausdrücken kann.

Solche Dinge werden immer unverständlicher, je mehr man darüber nachdenkt. (Sofern man in den alten Bahnen des Denkens bleibt.) Warum werden durch Fotografien oder Worte, über Raum und Zeit hinweg, Informationen mitgeteilt? Weil das Bewusstsein aus Schwingungen besteht. Schwingungen werden augenblicklich überallhin weitergegeben.
Auch dass die Fotografien Informationen übermitteln können, liegt daran, dass sie Schwingungen tragen. Dass wir bei dem Betrachten der Fotografien von Landschaften oder Blumen denken, sie seien schön, oder uns, wenn wir das Bild von einem guten Freund anschauen, nach ihm sehnen, das liegt daran, dass die Fotografie das Bewusstsein anspricht. Passfotos sind genau aus dem Grunde gültig, weil sie bewusst als Abbildung der entsprechenden Person wahrgenommen werden.
Das ist auch bei den Worten so. In den seit einigen tausend Jahren benutzten Worten steckt die Information der Welt, in der das Wort eine Bedeutung hat.

Ein Professor der amerikanischen Yale Universität führte einmal das folgende Experiment durch: Er wählte einige Worte aus der hebräischen Sprache aus und bereitete eine genau gleiche Anzahl an erfundenen, unsinnigen Worten vor. Er mischte die beiden Wortgruppen und zeigte die Worte, eines nach dem anderen, Studenten, die überhaupt kein Hebräisch verstanden, und er bat sie, die Bedeutung zu erraten. Natürlich verschwieg er, dass sich da-runter auch unsinnige Worte befanden.

Dabei errieten die Studenten bei den echten hebräischen Worten sehr viel häufiger als bei den unsinnigen Worten die richtige Bedeutung.
Dies war ein Versuch, um die Theorie von Dr. Rupert Sheldrake, die ich im vorherigen Band vorgestellt habe, zu beweisen. Da laut Sheldrakes Theorie in den über lange Jahre hinweg von vielen Menschen benutzten Worten ein »morphogenetisches Feld« entstanden ist, das sich der Bedeutung des Wortes bewusst ist, können auch die Menschen, denen dieses Wort völlig fremd ist, seine Bedeutung richtig einschätzen.
In diesem Fall ist ein »morphogenetisches Feld« weder etwas Sichtbares, noch ist es Energie. Man kann es wohl als eine weitere, unsichtbare Welt bezeichnen.
Dadurch, dass sich ein »morphogenetisches Feld gebildet hat, passiert etwas, das bereits zweimal passiert ist, leicht noch ein drittes Mal. Das heißt auch, dass sich in der Geschichte die gleichen Prozesse immer wiederholen und dass ein Wort, das irgendwo auf der Welt bereits benutzt wurde, einfacher zu lernen ist, als ein völlig neues Wort.

Sind Sie jetzt vielleicht ein bisschen verwirrt? Nun, was halten Sie von dem folgenden Beispiel?
Als ich Deutschland besuchte, habe ich eine seltsame Geschichte gehört.
Ein Arzt nahm einigen Patienten Blut ab und konservierte es. Das war aus medizinischer Sicht sinnvoll, da man aus dem Blutbild sofort ersehen konnte, welche Krankheit der Patient hatte. Da dieses Blut sicher verwahrt wurde, kam auch niemand an die Blutproben heran.
Als man dieses Blut aber zwei Jahre später chemisch untersuchte, stellte man Veränderungen in der Zusammensetzung des Blutes fest. Und was noch seltsamer ist, die Blutkonserve von damals

hatte nun dieselbe Zusammensetzung wie diejenige des Blutes desselben Patienten zum Zeitpunkt der erneuten Untersuchung. Wenn man annimmt, dass der Mensch zwei Jahre zuvor an irgendeiner Krankheit gelitten hätte und jetzt völlig geheilt wäre, dann hätte sich das vor zwei Jahren abgenommene und aufbewahrte Blut inzwischen verwandelt und hätte die gleiche Zusammensetzung wie das Blut des gesunden Menschen.
Der Arzt hat diese Tatsache durch mehr als zweitausend Beispiele belegt und auch einen Artikel in einer Zeitschrift veröffentlicht. Ich habe in Deutschland einen weiteren Arzt getroffen, der einen ähnlichen Versuch durchgeführt hatte. Er ist inzwischen fast 80 Jahre alt. Dieser Arzt stellte seine Diagnosen mit dem Pendel. Er entnahm aus der Fingerspitze des Patienten nur eine geringe Menge an Blut, das er mit einem Blatt Papier aufsaugte, und diagnostizierte dann dieses Blut mit einem Pendel.
Auch er benutzte bei seiner Methode die ganze Zeit dasselbe Blut, das heißt, auch mit Blut, das er zwei Jahre zuvor entnommen hatte, konnte er den Gesundheitszustand des Menschen heute beurteilen.
So etwas lässt sich einfach mit der modernen Medizintheorie nicht erklären.
Und wie können wir es verstehen, wenn wir es nun nach dem Prinzip der Schwingungen neu überdenken? Wir wollen es im Lichte der folgenden Merkmale von Schwingungen neu bedenken. Zunächst sind Schwingungen durch ihre Frequenz gekennzeichnet. Jeder Mensch besitzt seine eigene Frequenz. Auch das einem Menschen entnommene Blut strahlt dessen Frequenz aus. Wenn man diese untersucht, kann man auf seinen Gesundheitszustand schließen.
Des Weiteren treten Schwingungen miteinander in Resonanz. Auch das zwei Jahre zuvor entnommene Blut steht noch mit den Schwingungen der betreffenden Person in Verbindung und

es sieht so aus, als würde es sich entsprechend in Übereinstimmung, in Resonanz bringen.
Außerdem haben die Schwingungen Spiegelbilder. Für jede Schwingung existieren eine Miniatur und eine Vergrößerung. Und diese sind miteinander in Resonanz.
In diesem Fall entspricht das aufbewahrte Blut einer Miniatur des betreffenden Menschen. Deshalb ist es nur natürlich, dass es sich in der Zusammensetzung entsprechend der Konstitution der betreffenden Person ändert.

Betrachtet man die Welt durch die Brille der Schwingungen, wird eine ungewohnte Landschaft sichtbar. Auch für die bis dahin unlösbaren Rätsel ist ein Lösungsansatz zu sehen. Durch die Theorie von den Schwingungen können wir der Wahrheit ein Stück näher kommen.
Die Gelegenheit für mich, diese sehr mysteriöse Welt zu betreten, liegt schon fünfzehn Jahre zurück.
Zu der Zeit hatte ich meine eigene Firma gegründet und in Amerika eine Niederfrequenz-Behandlungsmaschine gekauft. Dabei hatte mir der Biochemiker Dr. Lee H. Lorenzen geholfen.
Die Frau von Herrn Dr. Lorenzen war sehr krank und geschwächt. Für seine Ehefrau hatte er alle möglichen Behandlungsmethoden ausfindig gemacht, dabei aber nichts gefunden, was ihr helfen konnte. Als Letztes kam er auf das Wasser.
Er bildete mit einem Elektrotechniker und einem Physiker ein Team und erforschte mit ihnen, wie man gutes Wasser herstellen könne. Es muss möglich sein, auf das Wasser Informationen zu übertragen – das war ihre Hypothese und der Ausgangspunkt für ihre Forschungen.
Und dann bekam ich die Nachricht von Dr. Lorenzen, dass sie ein Wasser hergestellt hatten, das auf spezielle Körperzustände eine gute Wirkung hatte.

Eines Tages hatte ich die Gelegenheit, die Wirksamkeit dieses Wassers am eigenen Leibe zu erleben.
Ich hatte mit Dr. Lorenzen und seinen beiden Wasserforschern zusammen unter dem blauen Himmel Kaliforniens bei einer Runde Golf Spaß gehabt. Dabei durchfuhr mich plötzlich ein Schmerz, der mir gelegentlich zu schaffen machte, seit ich mir in Schülertagen bei einem Rugby-Spiel eine Verletzung am Fußgelenk zugezogen hatte. Die anderen drei machten sich Sorgen um mich, als sie meinen mühsam hinkenden Gang sahen.
Als wir dann endlich wieder am Clubhaus ankamen, boten sie mir in einem kleinen Plastikbecher Wasser an. Und sie sagten mir, ich solle damit die schmerzende Stelle einreiben.
Es ist allgemein bekannt, dass von Wasser alleine der Schmerz nicht verschwindet. Halb hoffend, halb zweifelnd rieb ich die entzündete und heiße Stelle an meinem Knöchel mit dem Wasser ein.
Sofort geschah etwas Seltsames:
Wie sehr ich auch den Fuß bewegte und drehte, ich spürte überhaupt keine Schmerzen mehr.
Das war aber ein seltsames Wasser. Ich begann mich dafür zu interessieren. Da man auch in Japan zu jener Zeit über heilendes Wasser diskutierte, dachte ich, dass es sich vielleicht um ein solches Wasser handeln könnte.
Ich schloss gleich einen Vertrag mit ihnen ab, um diese Technologie in Japan einführen zu können, lud die drei nach Japan ein und organisierte in den drei Städten Tokio, Nagoya und Osaka jeweils ein Symposium.
Diese Symposien endeten aber mit einem sehr kläglichen Ergebnis. Und das, obwohl der Eintritt frei war! Es waren zwar viele Gäste gekommen, doch die Reden waren zu schwer verständlich gewesen. Viele Menschen verließen den Saal während der Reden oder schliefen einfach ein.
Ich dachte darüber nach, warum es so gekommen war.

Wasser ist für den Menschen unverzichtbar. Und es kam mir sehr seltsam vor, dass wir trotzdem nicht sehr viel darüber wissen. Damals sagte jemand Folgendes: »Ist nicht die Wissenschaft ein Verfahren, bei dem zuerst die Hypothese da ist; dann kommen die Messgeräte und die Technologien, um sie zu beweisen; und schließlich wird sie bewiesen.«
Bei diesen Worten ertönte in mir eine Glocke: Es mag vielleicht ein Messgerät geben, mit dem man die Bestandteile der chemisch hergestellten Medikamente analysieren kann. Ich hatte aber tatsächlich noch kein Gerät gesehen, mit dem man die Qualität des Wassers selbst herausfinden konnte.
Ich nahm sofort Verbindung zu Dr. Lorenzen auf und bat ihn herauszufinden, ob es ein solches Gerät gab. Daraufhin fanden wir ein Gerät, das Schwingungen messen und übertragen konnte.

Seitdem ich diesen Apparat nach Japan gebracht und dort vorgestellt habe, hatte ich mit vielen Menschen zu tun. Wie vorhin beschrieben, beriet ich auch Menschen, die Probleme mit ihrer Gesundheit hatten und ihre Zahl beläuft sich auf mehr als Fünfzehntausend.
Diese Erfahrungen habe ich auch aufgeschrieben und in einem Buch veröffentlicht. Seit 1992 habe ich mehr als zehn Bücher über Schwingungen geschrieben. Es sind auch viele Kopien des Schwingungsmessgerätes auf dem Markt erschienen. Es gab einen richtigen Schwingungs-Boom in Japan.
In diesen Zeiten interessierten sich in Japan – einschließlich derer, die das Wort Schwingung nur vom Hörensagen kannten – wahrscheinlich so um die Hunderttausende bis Millionen von Menschen. Viele Menschen interessierten sich auf einmal für die unsichtbare Welt und begannen sich darüber zu informieren. Das war ein Ereignis, das mich die Energie fühlen ließ, die das Tor des Fortschrittes zu einer neuen Welt öffnet.

»Wenn man die Schwingungen kennt, versteht man alles.« Dieser Satz weckte in uns große Hoffnung und große Erwartungen für die Zukunft. Ganz so wie die in »Tausendundeiner Nacht« auftauchende, magische Kraft, so liegt alles in dieser Welt in unserer Hand, wenn wir das Zauberwort aussprechen, und alles wird so, wie wir es wollen. Selbst solche Visionen entwickelt man dann. Andererseits habe ich aber auch dieses gespürt:
»Je mehr man über Schwingungen weiß, desto mehr ist man verwirrt.«
Vielleicht empfinden Sie das jetzt als einen Widerspruch zu all dem, was ich bisher geschrieben habe. Doch es ist ebenfalls die Wahrheit.
Wie ich bereits erwähnte, gibt es keine zwei gleichen Kristalle. Alle Kristalle, die ich Ihnen zeigen kann, sind nur Beispiele aus den vielen, entstandenen Aufnahmen. Trotzdem liest das Wasser die Umgebung, in der die Aufnahme gemacht wird, den Zeitpunkt, den Charakter und die Gedanken des Fotografen ein und spiegelt sie im Kristall wider.
Das ist dem »Prinzip der Unschärfe« aus der Quantenmechanik sehr ähnlich. Die Unschärferelation ist ein Begriff, den der deutsche Physiker Werner Heisenberg geprägt hat. Damit erreichte die Quantenmechanik im Großen und Ganzen ihre Vollendung.

Die Unschärferelation besagt, dass »wenn man ein Elektron beobachten will, es dabei ein anderes Verhalten zeigt und man es deshalb schließlich nicht eindeutig sehen kann«. Vielmehr: »Weil die Beobachtung selbst dem Elektron ein neues Verhalten gibt, kann man es nicht beobachten.«
Die Unschärferelation lehrt uns also, dass wir nur einen Teil über diese Welt in Erfahrung bringen können. Das war ein großer Schock für die Naturwissenschaftler.
Das trifft auch auf das Wasser zu. Je nach Betrachter verändert es

seine Gestalt. Je nachdem, ob der Beobachter ein reines Herz hat, so als ob er »Danke« sagen würde, oder ob er eher dazu tendiert »Dummkopf« zu sagen, wird das Wasser jeweils einen anderen Kristall ausbilden.

Besonders wenn man die Kristalle fotografiert, muss man die sich ständig verändernde Form aufnehmen. Bei jedem Druck auf den Auslöser ändert sich die Form des Kristalls.

Wenn wir es aber genau überdenken, kommen wir zu der Erkenntnis, dass alles in der Welt, in der wir leben, nach dem »Prinzip der Unschärfe« funktioniert.

Jeden Morgen geht die Sonne auf und abends geht sie unter. Für uns ist das ganz natürlich. Wenn man aber von der langen Geschichte des Universums ausgeht, wird dieses Schauspiel nur für eine kurze Weile wiederholt und es kann nicht auf immer und ewig wiederholt werden.

Seit fünfzig Milliarden Jahren hat sich die Sonne ausgedehnt und schließlich wird sie die Erde verschlucken. Die Sonne, die wir jetzt sehen, kann man nur als ein Zwischenstadium in diesem Prozess bezeichnen. Fünfzig Milliarden Jahre – für das Universum ist das ganz sicher keine lange Zeitspanne.

Es gibt einen Wissenschaftler, der bereits vor etwa siebzig Jahren die Existenz von Schwingungen postuliert und sie erforscht hat. Das ist Dr. Harold Saxton-Burr, der Professor für Anatomie an der Yale Universität war.

Er wollte mit der neuen Idee des »Lebensfeldes« (life field) das Geheimnis des Lebens lüften.

Der menschliche Körper tauscht innerhalb eines halben Jahres alle Zellen aus. Warum wird er dabei trotzdem als derselbe Mensch regeneriert? Dr. Saxton-Burr dachte, dass es so etwas wie Puddingformen an einem unsichtbaren Ort geben müsse und dass sich die Substanz nach diesen formen würde.

Er nannte es das »Lebensfeld« und nahm an, dass es sich messen lassen müsse, da es ein elektrisches Kraftfeld sei. Er hat selbst ein Messgerät mit einem Voltmeter und Elektroden dafür entwickelt. Das »Lebensfeld« eines Menschen verändert sich auch je nach Kondition und Seelenzustand. Die Spannung einer überglücklichen Testperson war hoch, die eines deprimierten Menschen niedrig.

Das scheint dem zu entsprechen, was ich mit dem Schwingungsmessgerät gemessen habe. Das Schwingungsmessgerät hat einige Kodierungen eingespeichert und vergleicht, mit welchen Schwingungen man übereinstimmt. Die kranken Körperteile sind immer von Gefühlen betroffen und diese kann man mit den Kodierungen feststellen.

Dr. Saxton-Burr hat in dem von ihm verfassten Buch »Blaupause der Unsterblichkeit: Elektrische Muster des Lebens« (engl. Blueprint for Immortality: The Electric Patterns of Life, 1972) erklärt, dass man in Zukunft sogar die Gefühle eines Menschen in der Einheit Millivolt wird darstellen können.

Das bedeutet, dass die Seele auf alle möglichen Dinge einwirkt und sie beeinflusst.

Ihre Seele erschafft auch Ihren Körper, die Ereignisse in Ihrem Leben, selbst die Welt, in der Sie leben. Das ist genau so, wie wir es immer wieder gesehen haben.

Alle Kraft liegt in Ihnen.

Diese Welt ist wahrscheinlich tatsächlich ein Chaos. Man weiß nicht einmal, was sich im nächsten Moment ereignen wird.

Aber auch dieses Chaos haben Sie geschaffen. Im Chaos ist in Wirklichkeit eine unendliche Energie enthalten. Denn der Zustand, als sich Himmel und Erde noch nicht getrennt hatten, also der Zustand, bevor die Ordnung des Universums entstand, dieser Zustand ist das, was man Chaos nennt.

Wenn Sie das Gefühl haben, herumzuirren, zu zögern, Kraft zu

verlieren, so kehren Sie doch zu sich selbst zurück. Zu dem Selbst, mit dem Sie hier und jetzt konsequent leben können.
Hier strahlen Sie wie eine im trüben Tümpel blühende Lotosblüte. Sie werden sich selbst entdecken.

Ich bin den Kumano-Fluss hinabgefahren. An der Südspitze der Insel Honshû erstreckt sich die Halbinsel Kii mit den Bergen von Kumano. Dem Lauf des Wassers durch die Urwälder folgend, in denen seit alten Zeiten die Gottheiten wohnen sollen, habe ich die folgenden Kristalle fotografiert.

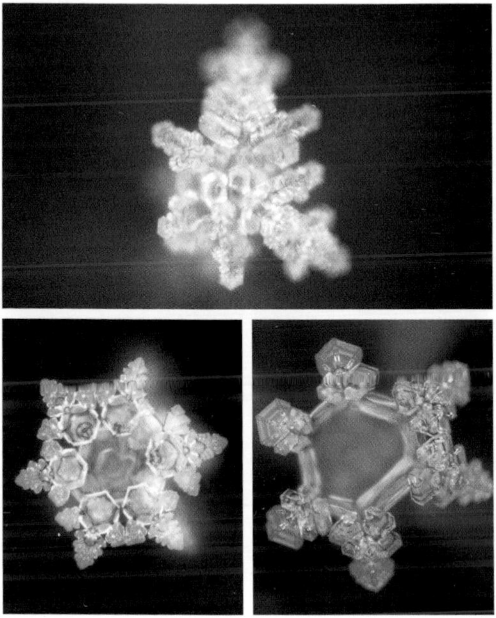

oben: Ein Tautropfen auf einer Pflanze am Bergpfad
unten links: Wasser, das am Fuße des Berges entspringt
unten rechts: Wasser mündet in einen Fluss

Die Berge sind 1800 Meter hoch. Die Reise beginnt bei einem Tautropfen auf einer Pflanze am Bergpfad. Endlich tritt das Wasser in Gestalt einer Quelle an die Erdoberfläche und ergießt sich schließlich in einen Fluss.

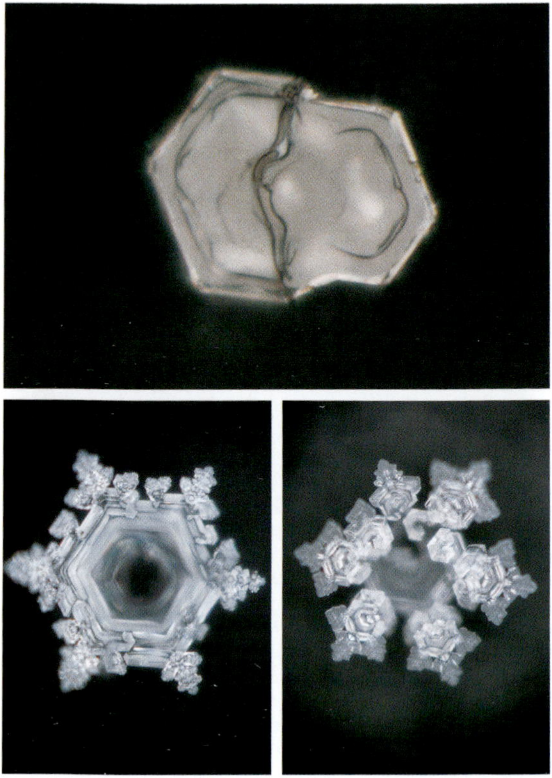

oben: Wasser eines Staudamms
unten links: Das Wasser einen Kilometer nach dem Damm
rechts: Mündung in den Hauptfluss
Am Damm verlieren auch die Kristalle ihre Kraft. Einen Kilometer weiter jedoch kommt der ursprünglich schöne Kristall wieder zurück und schließlich fließt das Wasser in den Hauptfluss.

Die Gesichter des Flusses Honmyogawa auf seinem Weg zum Meer
oben: die Quelle des Flusses
unten: der Oberlauf

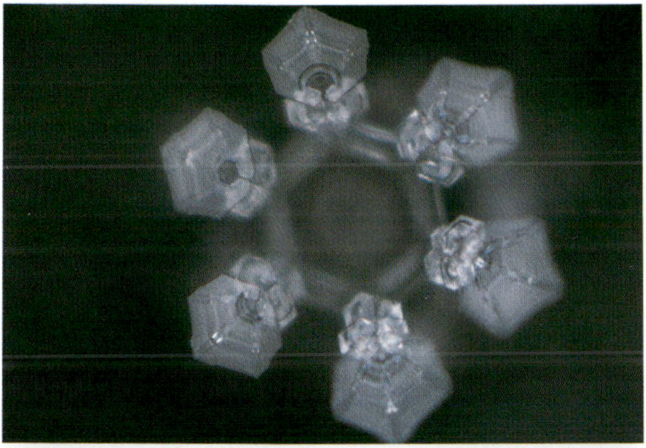

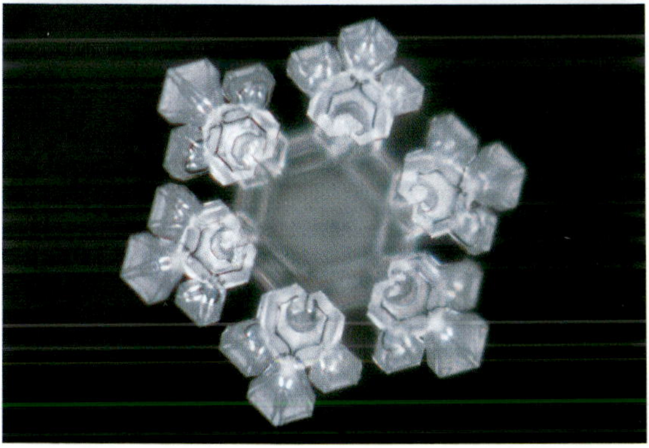

An der Quelle habe ich einen durchsichtigen Kristall fotografieren können. Das Wasser des Oberlaufs zeigt einen bewegend schönen Kristall mit einem klaren Umriss.

oben: ein Staudamm wurde gebaut
unten links: der Fluss fließt durch eine Stadt
unten rechts: vor der Mündung des Honmyogawa in das Meer

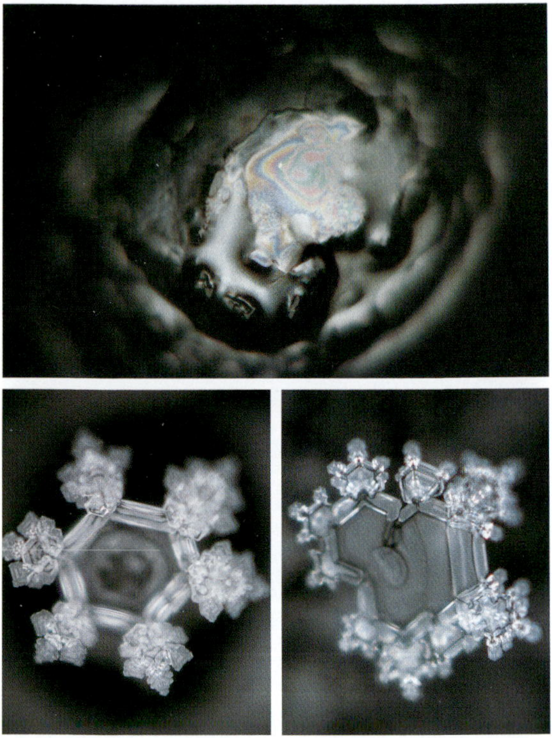

Je weiter man flussabwärts kommt, desto mehr stockt der Fluss und die Kristalle brechen zusammen. Es ist grausam, das Wasser durch eine geschlossene Schleuse in einem Stausee eingesperrt zu sehen. Wenn das Wasser aufgestaut wird, stirbt es.

Die drei Gesichter eines Flusses

Der Fuji-Fluss, der durch die Ebene zu Füßen des Fuji-Berges fließt. Ich habe Kristallfotografien von seinem Ober-, Mittel- und Unterlauf gemacht.

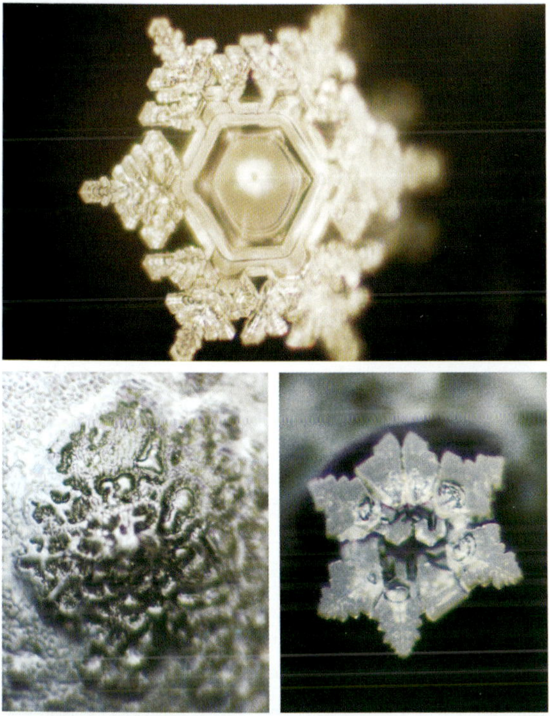

oben: Oberlauf (Medoru-Quelle)

unten links: Mittellauf; rechts: Unterlauf. Die Quelle am Oberlauf ergibt einen wirklich schönen Kristall, wie mit einer eingepassten Perle. Am Mittellauf ist der Kristall wohl wegen der Wohngebiete zusammengebrochen. Aber am Unterlauf ist das Wasser etwas sauberer und die Kristallform erscheint wieder.

Japanisches Wasser: einige Beispiele:
Quellwasser, Wasserfall, See, Fluss ... Auch der Unterschied zwischen dem Wasser in der Natur und in der Großstadt ist interessant.

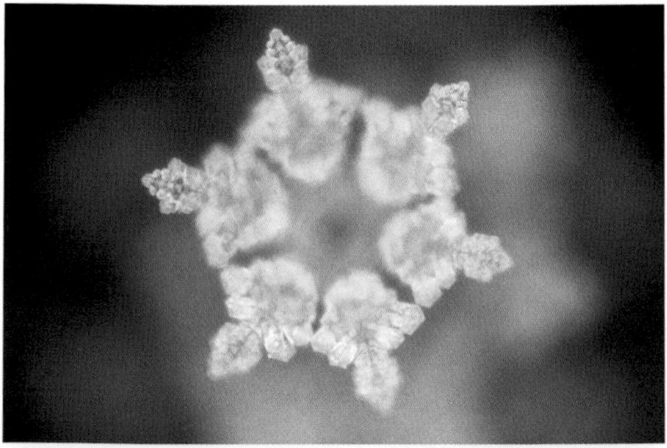

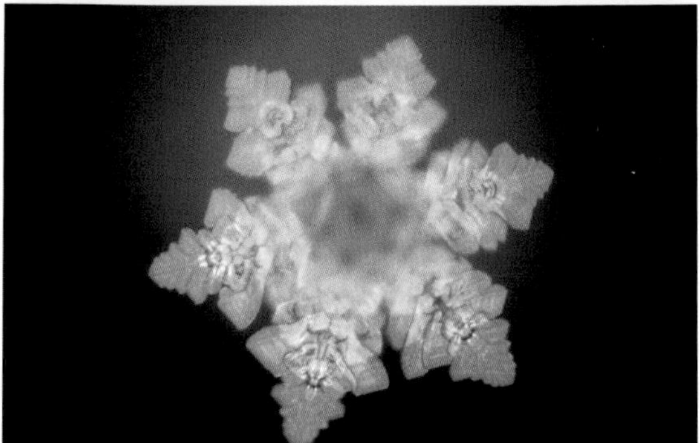

oben: Toryû-Wasserfall in Yamagata – unten: Towada-See in Tôhoku
Der Toryû-Wasserfall liegt nicht weit vom Fuji-Fluss. Der Kristall ist wohlgeformt und funkelt. Der See in Tôhoku, der Towada-See, ist zwar auch verschmutzt, bringt jedoch solch wohlgestaltete Kristalle hervor.

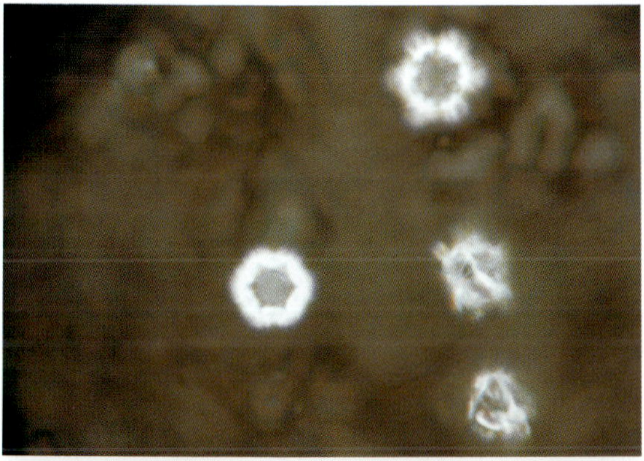

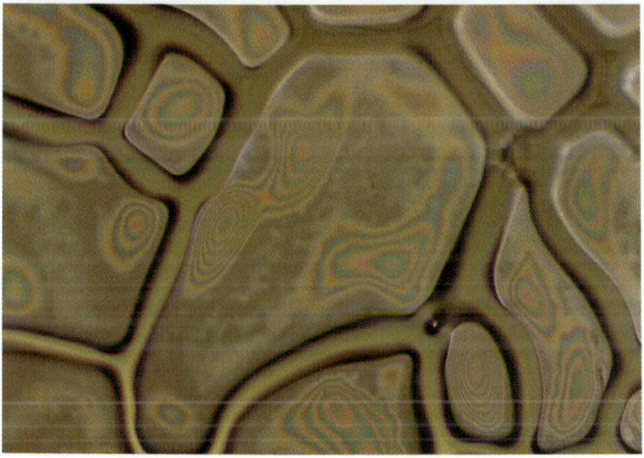

Quellwasser aus der »Heimat der Glühwürmchen«, Niigata
unten: der Sumida-Fluss in Tokio

Bei »Heimat der Glühwürmchen« sieht man, wie der Name schon sagt, viele kleine Lichter wie Glühwürmchen. Der Sumida-Fluss ist typisch für Tokio. Trotzdem, im Vergleich zu früher ist das Wasser schon sauberer geworden.

Ich habe dem Wasser Naturfotografien gezeigt
oben: Fotografie einer Kirschblüte
unten: Fotografie einer Lotosblüte

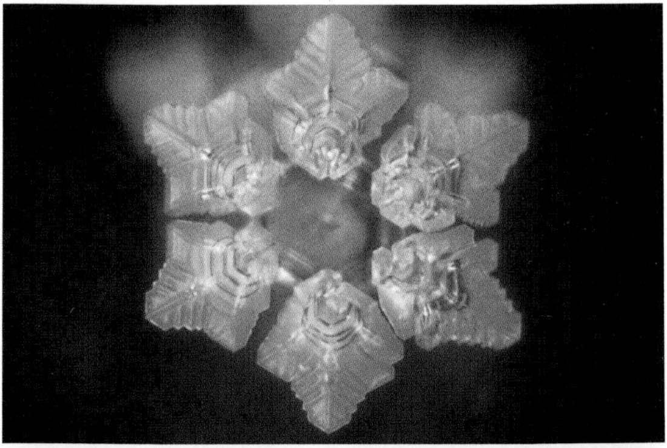

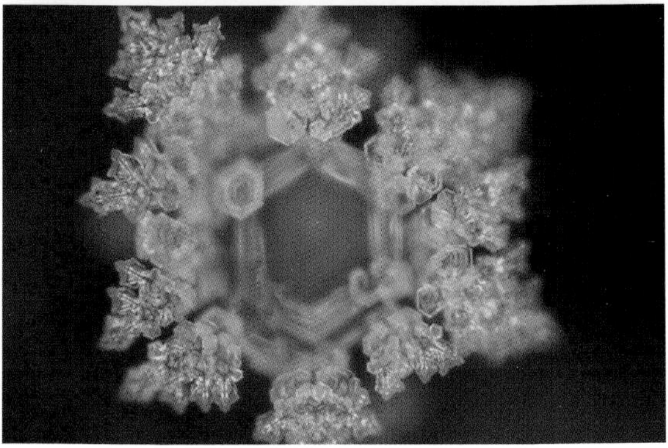

Beide Kristalle zeigen die Charakteristika der jeweiligen Blüten. Die Kirschblüte zeigt säuberlich angeordnete Blütenblätter; die Lotosblüte eine Form voller Freude. Diese Kristallfotografie ähnelt auch der, die bei der Übertragung von buddhistischen Schriftzeichen auf Wasser entstand.

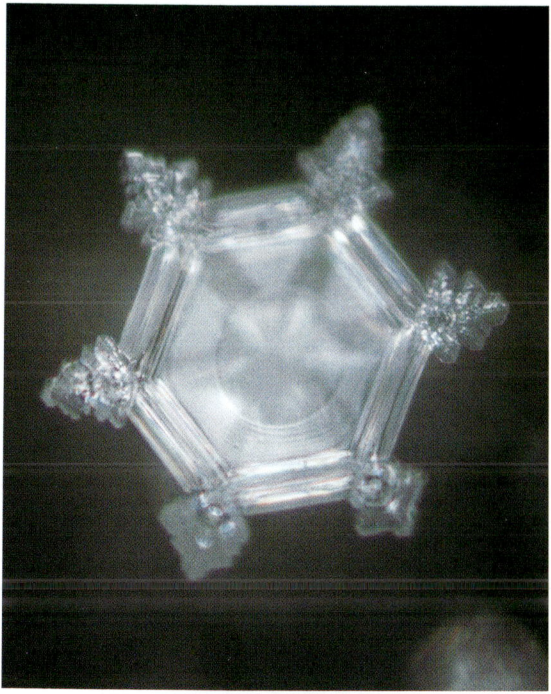

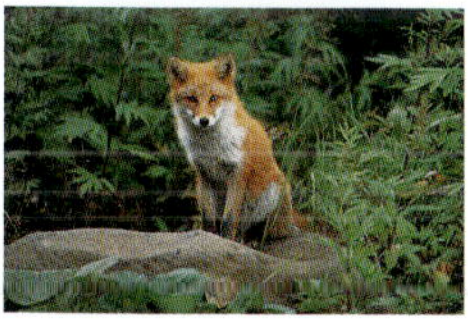

Ein Fuchs zwischen grünen Büschen. Der deutlich ausgeprägte Kristall vermittelt ein Gefühl von Wachsamkeit. Doch er sieht auch ein wenig einsam aus.

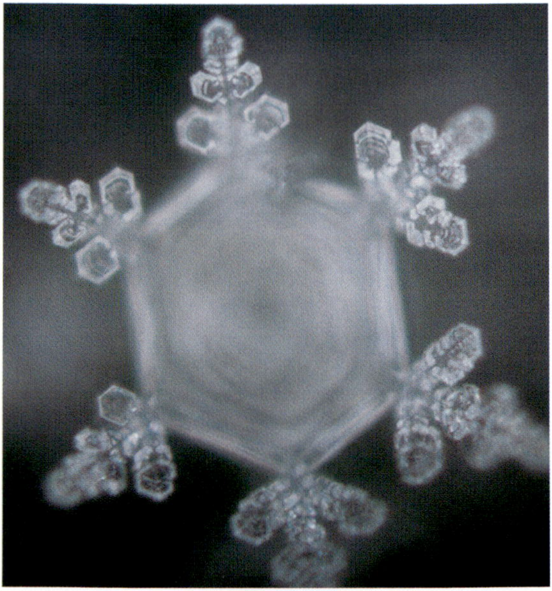

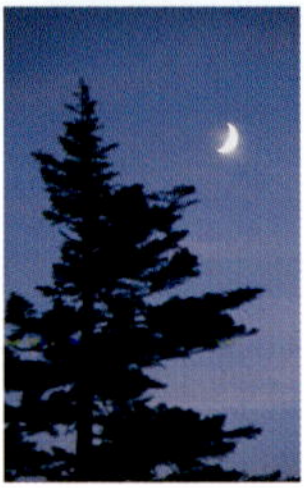

Gleich bricht wohl die Nacht herein: Der hell strahlende Halbmond und die Silhouette von Bäumen. Das Einzigartige an der Form des Kristalls sind die baumförmigen Strukturen, die ihn einsäumen.

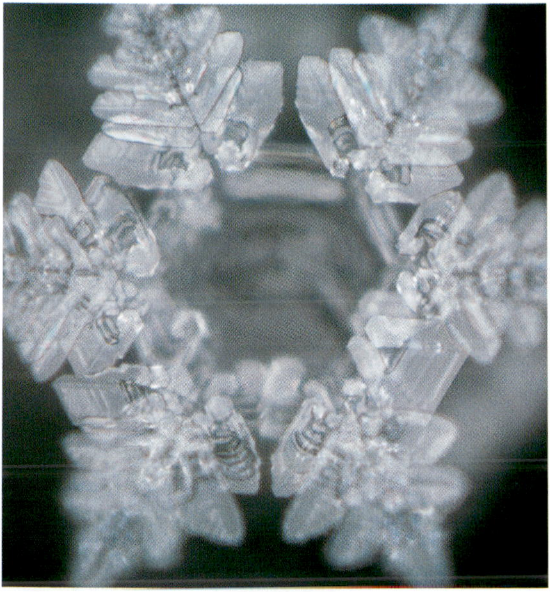

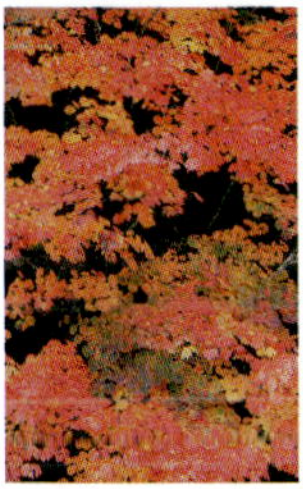

Dieses Herbstlaub ist ein Augenschmaus. Fast wie auf der Fotografie erkennt man im Kristall das prächtige Laub. Er vermittelt den Eindruck von Herbstlaub vor dem Fall.

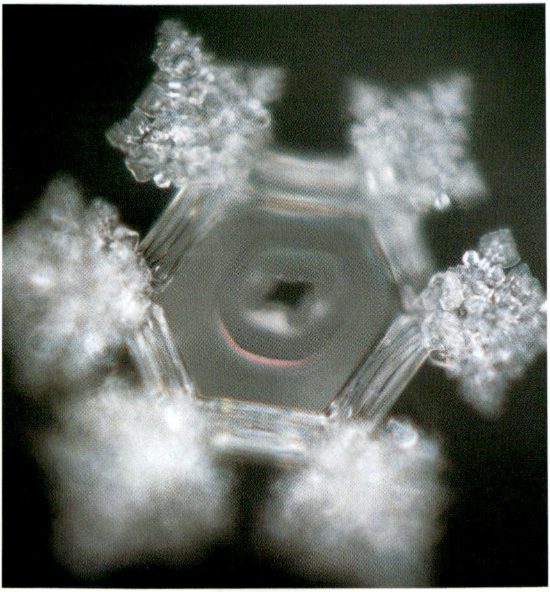

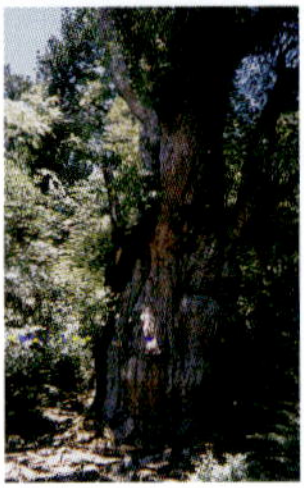

Das ist eine Fotografie der Jômon-Zeder auf der Insel Yakushima. Der große Kristall füllt den Rahmen vollkommen aus. Er macht einen vor Lebenskraft sprühenden Eindruck.

Die Formen der Weltreligionen
Ich habe dem Wasser die Namen der fünf Weltreligionen gezeigt. Welche Kristalle wird es uns zeigen?

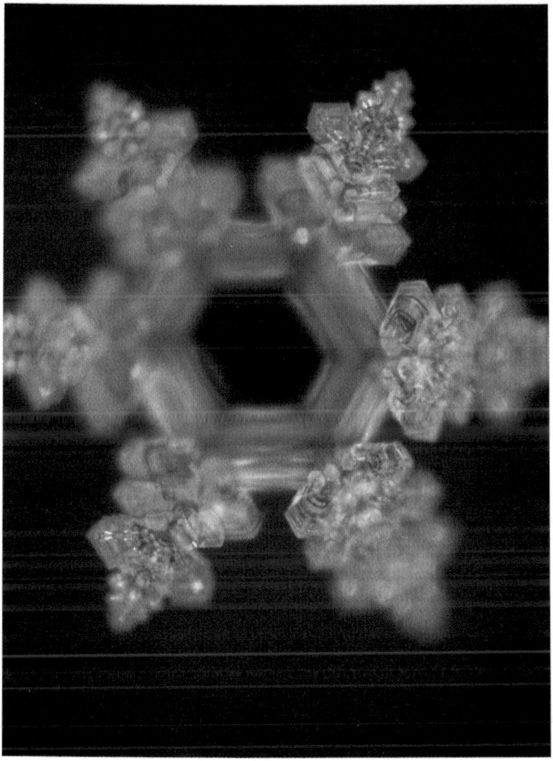

Buddhismus: Nur beim Buddhismus ist in der Mitte ein Loch entstanden. Soll das den Weg zur Reinkarnation und zum nächsten Weltalter zeigen? Die Form ist sehr symmetrisch und schön.

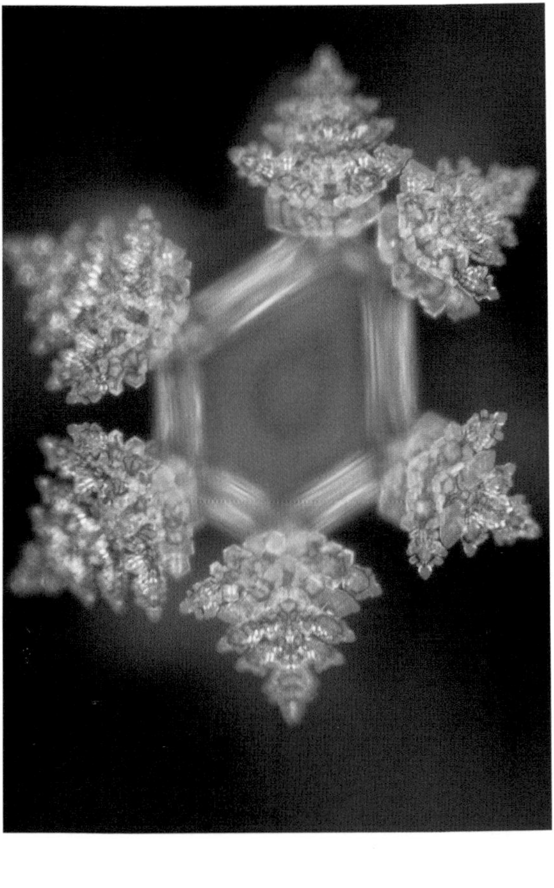

Christentum: Der Schmuck sieht jeweils wie ein Weihnachtsbaum aus. Die feine, funkelnde Gestalt zeigt eine Ornamentierung, die an mittelalterliche Kirchen erinnert.

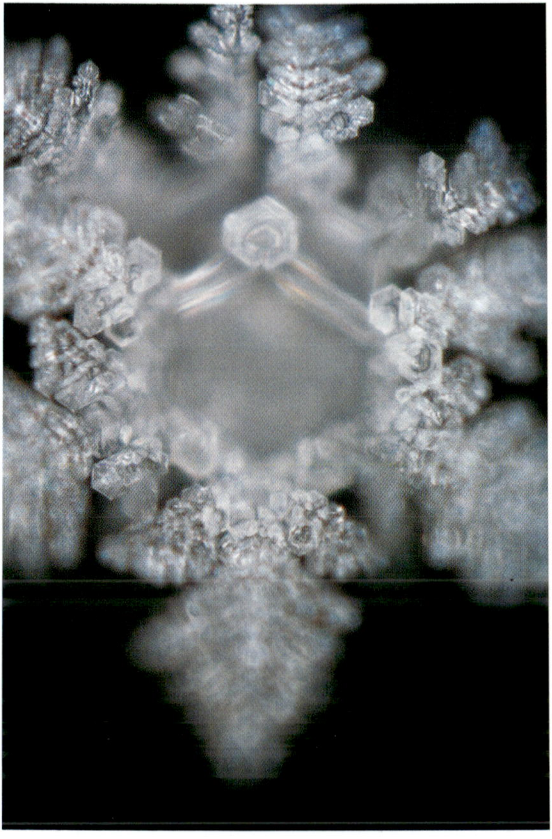

Judentum: Man sagt vom Judentum, dass es eine sehr strenge Religion sei, aber tatsächlich ist ein sich frei entfaltender Kristall entstanden. Dass sich hier zwei Kristalle überlagern, ist auch einzigartig.

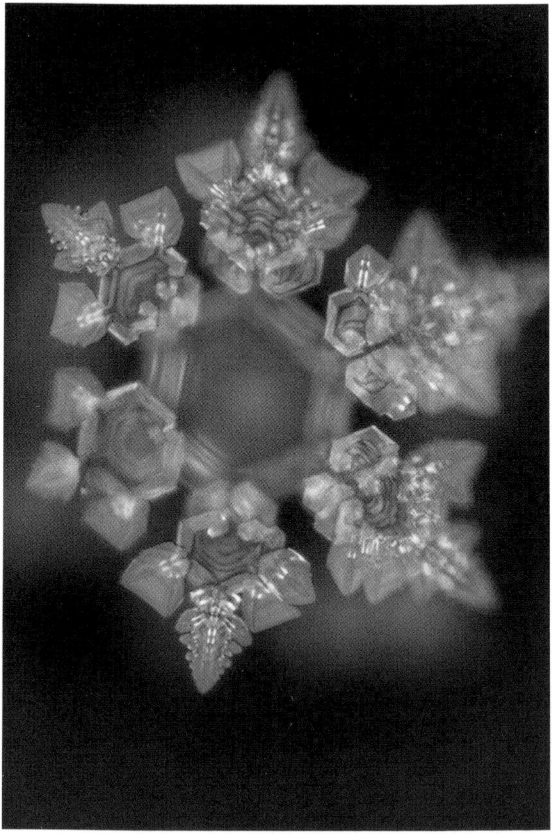

Islam: Auch hier bildete sich ein ausgeformter Kristall. Im Ganzen erweckt er einen streng formellen Eindruck. Zweifelsohne ist hier ein schöner Kristall entstanden.

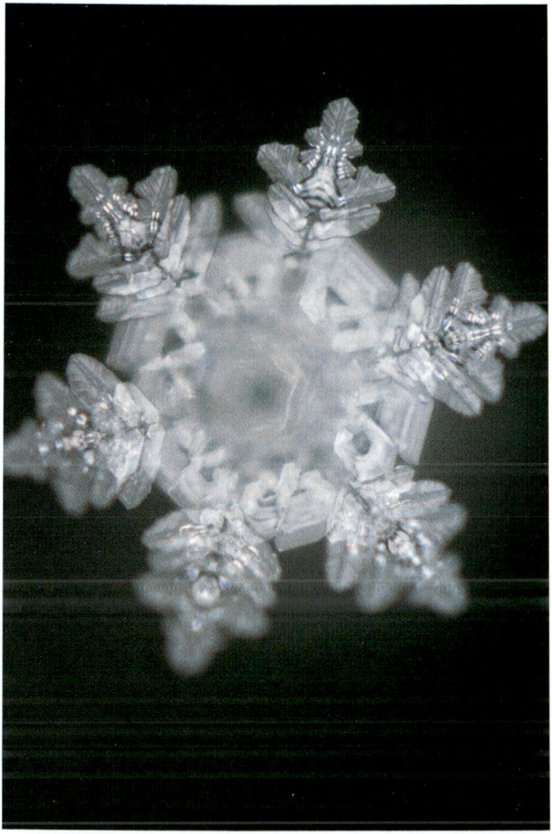

Hinduismus: Ein ausgewogener, fast geometrischer Kristall ist hier entstanden. Es scheint, als ob wir in ein Kaleidoskop schauen. Ein wohlgeformter, funkelnder Kristall, einfach vollkommen.

Die Kraft der Heilung ist die Lebenskraft
Ich habe ausprobiert, wie die EM, die die Umwelt reinigen, verschiedene Blüten-essenzen, die Körper und Seele heilen und Aromaöle das Wasser verändern. unten: In Wasser aufgelöste Effektive Mikroorganismen (EM)

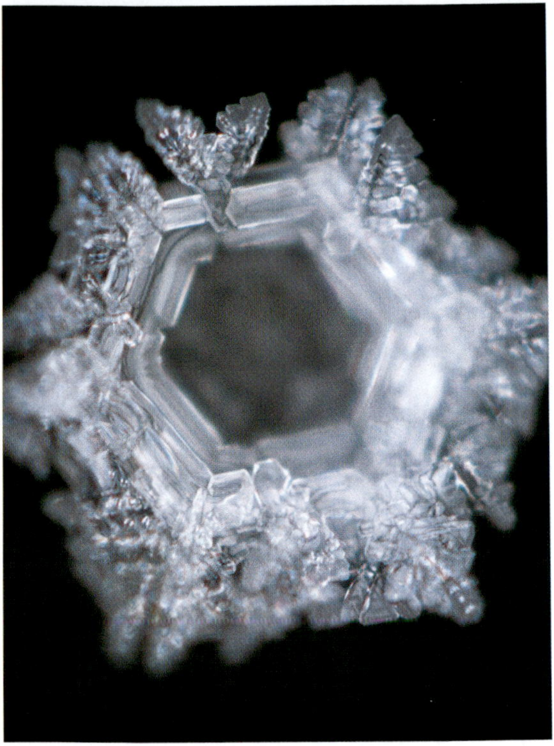

EM sind eine Sammlung von, für die Umwelt und die Gesundheit nützlichen und guten Mikroorganismen. Löst man sie im Wasser auf, entsteht ein – etwas ungeschliffener – aber Lebenskraft ausstrahlender Kristall.

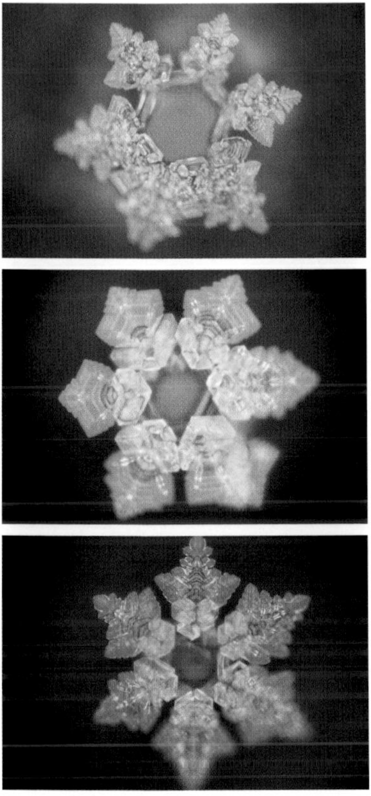

Findhorn-Blütenessenzen
oben: Stechginster – Mitte: Schottische Primel – unten: Kirschblüte. Essenzen, auf die die Schwingungen von Blumen übertragen wurden. Jede zeigt einen Kristall wie eine blühende Blume. Die fein ausgeformten Kristalle zeigen, dass sie Heilwirkung besitzen.

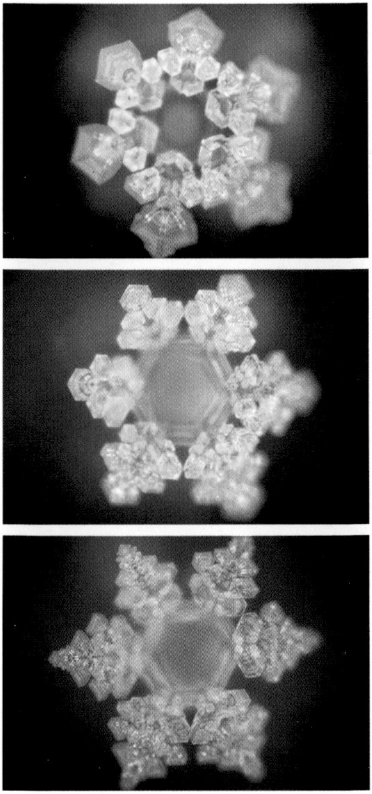

oben: Felsen-Nabelkraut (Iona Pennywort)
Mitte: Baldrian
unten: Holunder
Jeder Kristall ist so schön, dass man von ihm verzaubert werden könnte. Allein beim Betrachten dieser Kristalle werden Körper und Seele bereits geheilt.

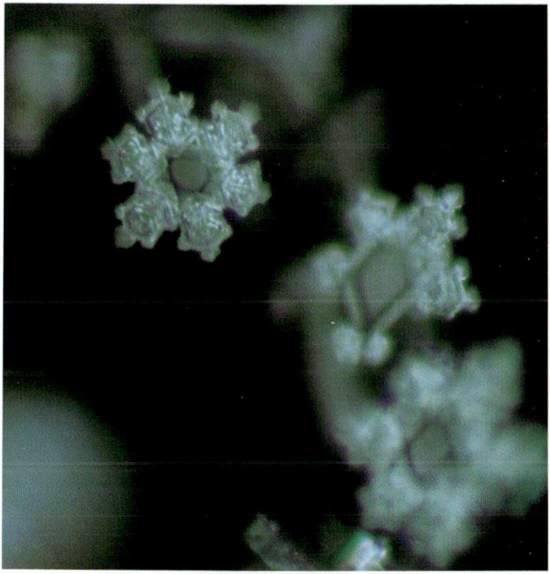

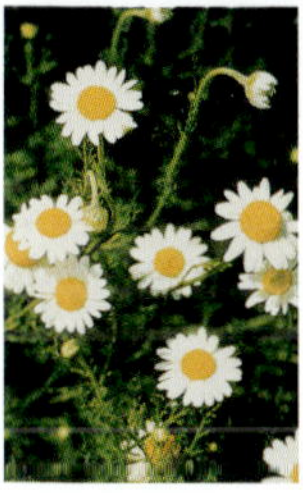

Auf Wasser übertragene Schwingungen von Aromaöl: Kamille
Ich habe mit dem Schwingungsübertragungsgerät die Schwingungen von Aromaölen auf das Wasser übertragen. Was würde wohl dabei herauskommen? Es erschien ein Kristall, der ganz so wie die ursprüngliche Blume aussieht.

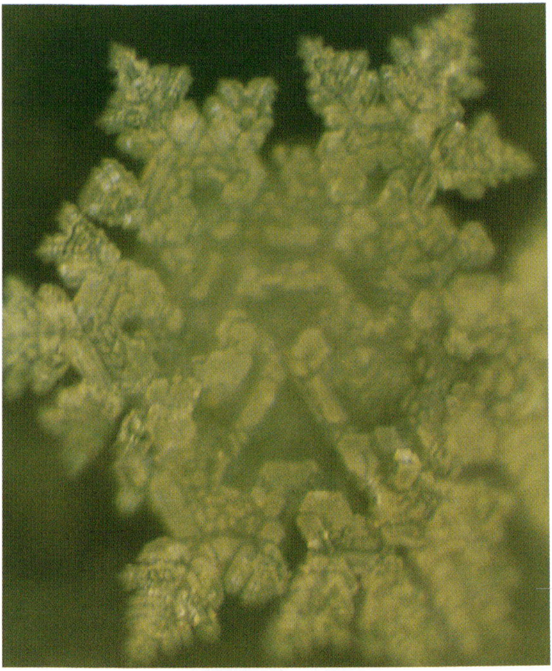

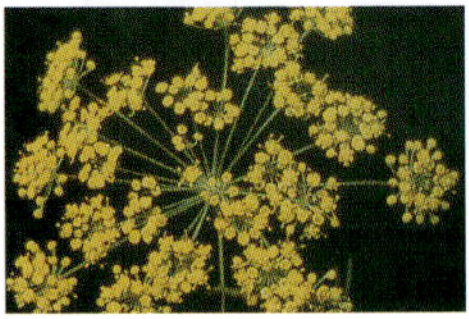

Das ist das Aromaöl aus dem Fenchel. Es wurde ein Kristall, der die Atmosphäre und Form der Blume erstaunlich gut ausdrückt. Ein Kristall, der so ganz wie eine im Wasser blühende Blume aussieht.

Die Kraft des Gebetes wird die Welt verändern.
Wenn man dem Wasser und der Welt Gebete schickt, ergeben sich, im Vergleich zu vorher veränderte Kristalle. Ich habe einige Beispiele dafür gesammelt.

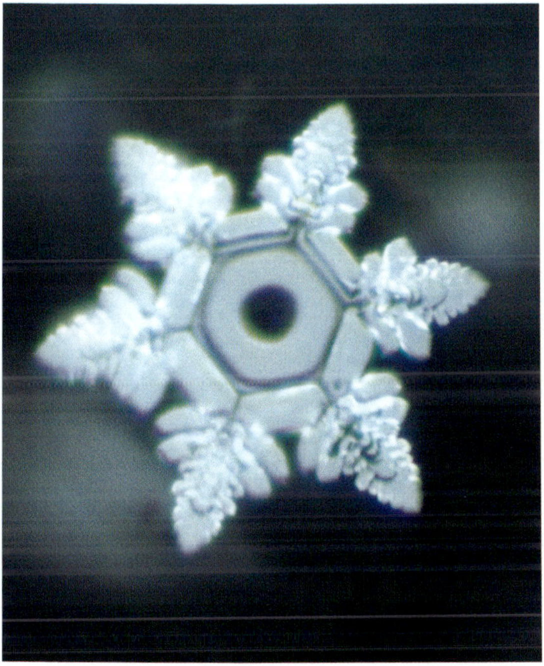

»Wasser, welches das Gefühl der Liebe von 500 Menschen aufgenommen hat.«
500 Menschen in Japan haben gleichzeitig dem Wasser ihre Liebe gesandt. Einfaches Leitungswasser hat einen solch schönen Kristall ausgebildet. Die Gedanken der Menschen werden in einem Moment überallhin verbreitet.

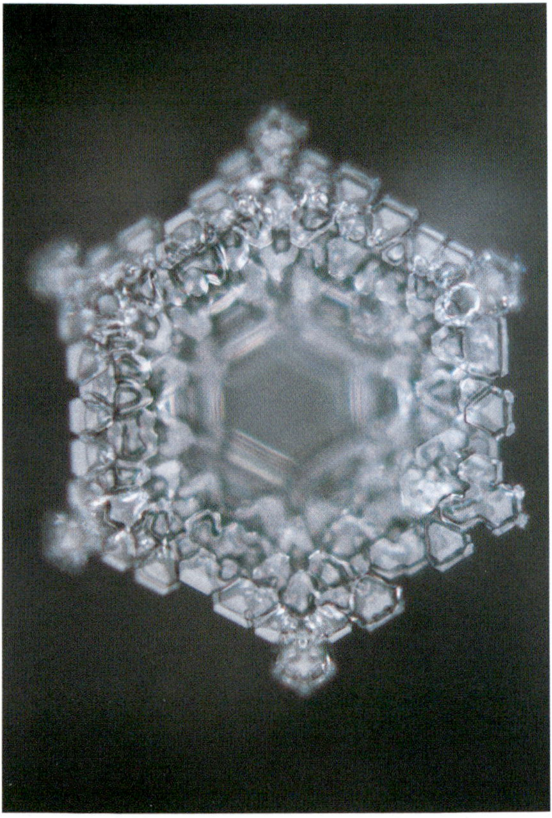

Worte des Gebetes in Sanskrit
Es sind Worte des Gebetes, die den Gott Shiva anrufen. Der wunderbare Kristall zeigt ein fast wie ein Mandala angeordnetes Muster und lässt das Heilige erahnen.

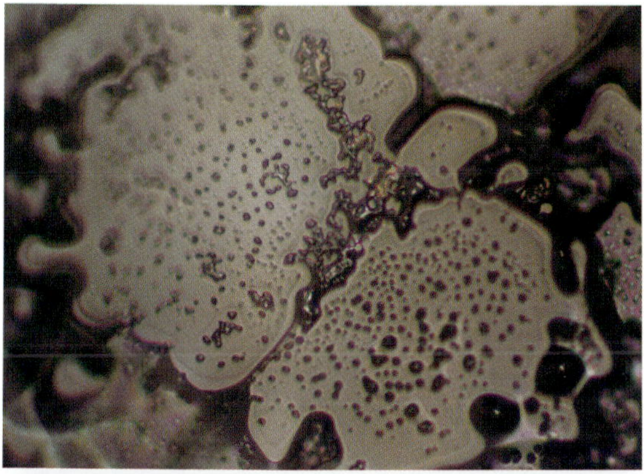

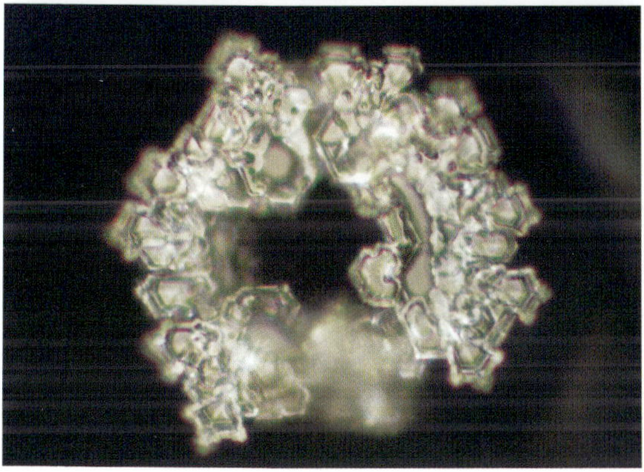

oben: Der Biwa-See vor dem Gebet
unten: Der Biwa-See nach dem Gebet
Am Biwa-See haben sich etwa 350 Menschen versammelt und für den Weltfrieden gebetet. Danach zeigte das Wasser einen unglaublich schönen Kristall.

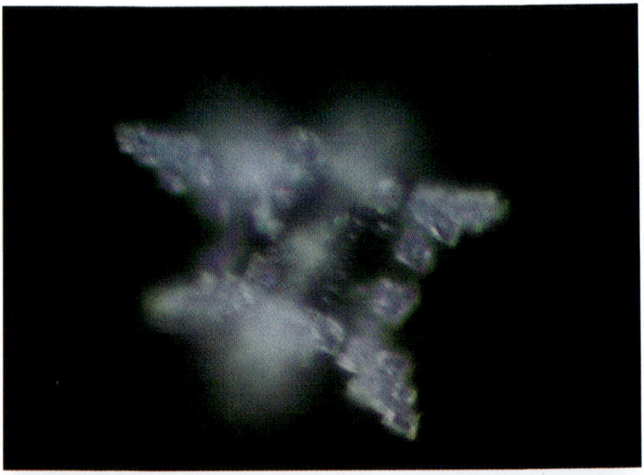

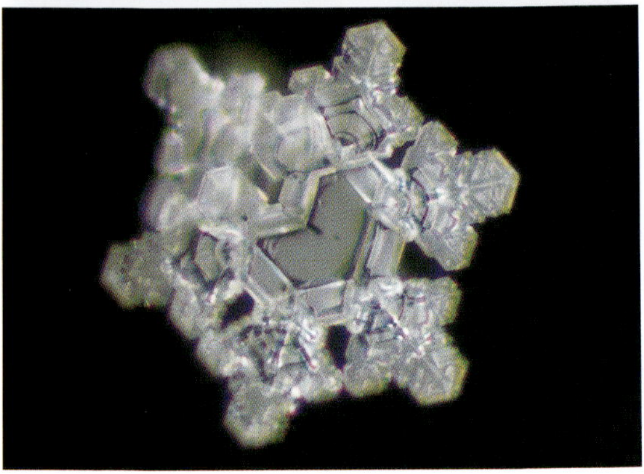

oben: Vor dem Gebet in Luzern, Schweiz.
unten: Nach dem Gebet in Luzern, Schweiz
Wir haben am Luzerner See in der Schweiz gebetet. Das Wasser vorher und nachher zeigt wie erwartet solch unterschiedliche Bilder.

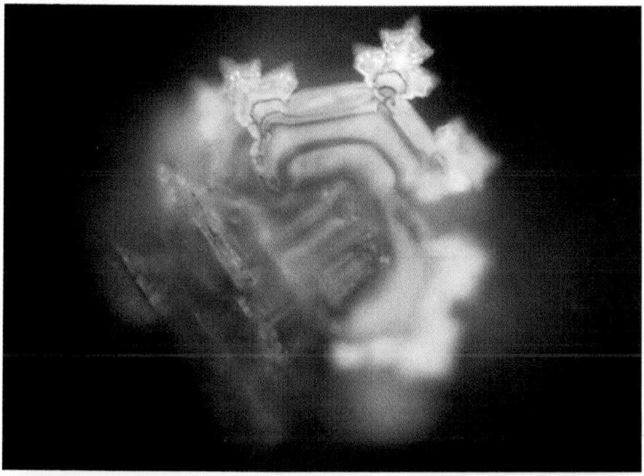

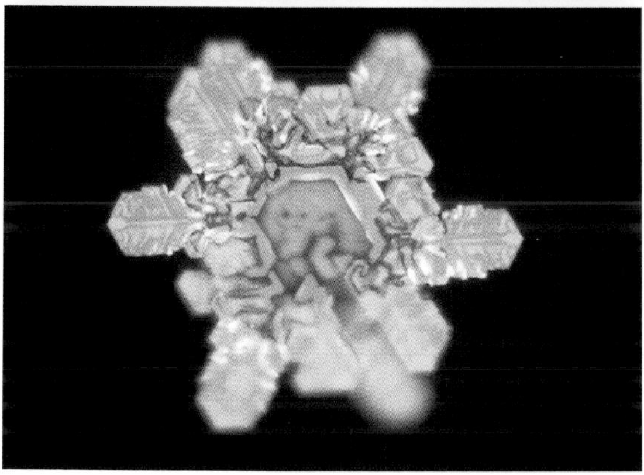

oben: Vor dem Gebet am Züricher See, Schweiz. unten: Nach dem Gebet am Züricher See, Schweiz. Das hier ist der Züricher See in der Schweiz. Vor dem Gebet ist der Kristall vor seiner Vollendung wieder zusammengebrochen. Nach dem Gebet konnte ich einen klaren Kristall fotografieren.

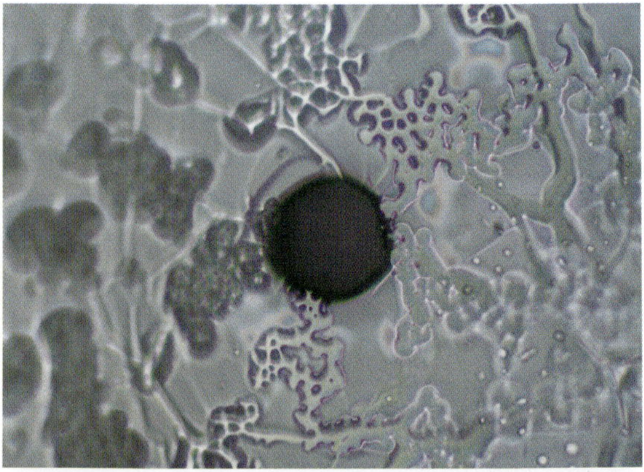

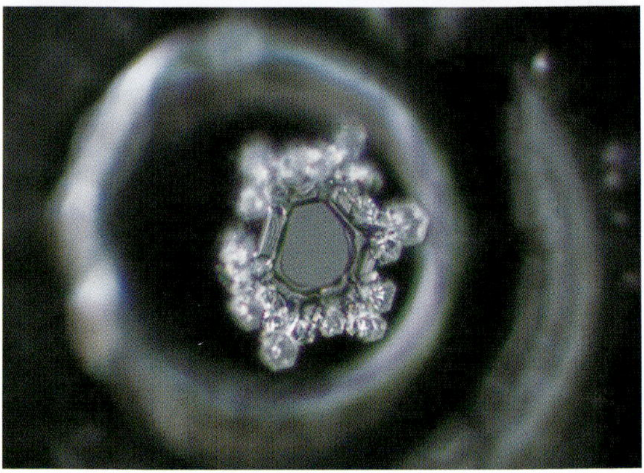

oben: Bahamas, vor dem Gebet – unten: Bahamas, nach dem Gebet
Auf den Bahamas haben wir ein Glas Wasser auf den Tisch gestellt, uns in einem Kreis darum versammelt, uns an den Händen gefasst und mit andächtigen Gedanken zum Wasser gewandt. Das ist das Ergebnis.

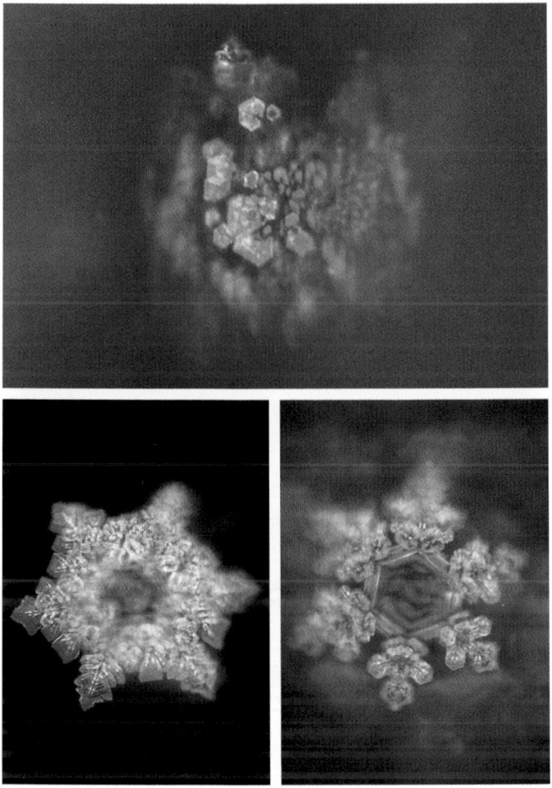

oben: Ein See in Oklahoma, vor dem Gebet
unten links: nach dem Gebet, rechts: während des Gebetes
Auch bei diesem See in Oklahoma waren es hauptsächlich Einheimische, die das Wasser anbeteten. Hier kann man gut sehen, wie während des Gebetes die Kristalle immer schöner werden.

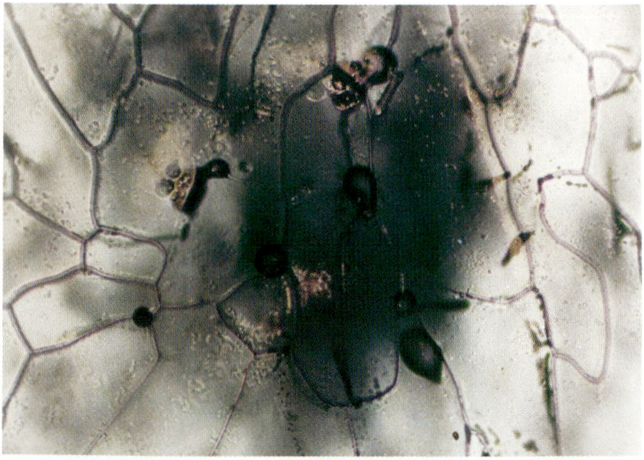

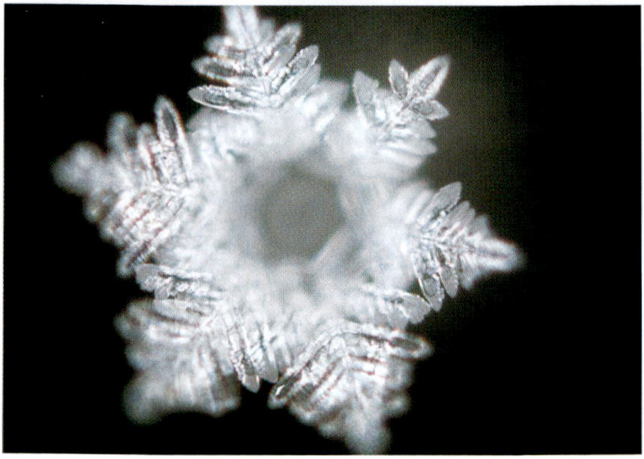

oben: Der Regen in Tokorozawa vor drei Jahren – unten: Der Regen in Tokorozawa heute. Das in der Nähe von Tokio liegende Tokorozawa war für die Müllverbrennung berühmt-berüchtigt. Durch das gesteigerte Problembewusstsein der Einwohner und Überlegungen zur Verbesserung der Situation hat sich das Regenwasser derart verändert.

»Liebe, Dankbarkeit« in drei Sprachen. Ein Kristall von »Liebe, Dankbarkeit« der die gesamte Schönheit dieser Welt zeigt. Ich habe ihn nicht nur auf Japanisch, sondern auch auf Englisch und Deutsch aufgenommen.

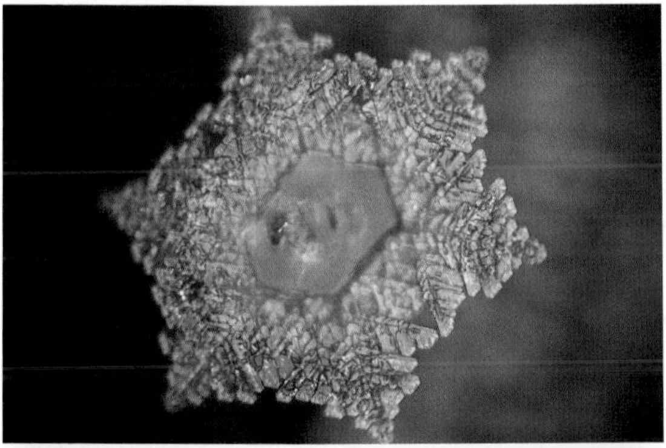

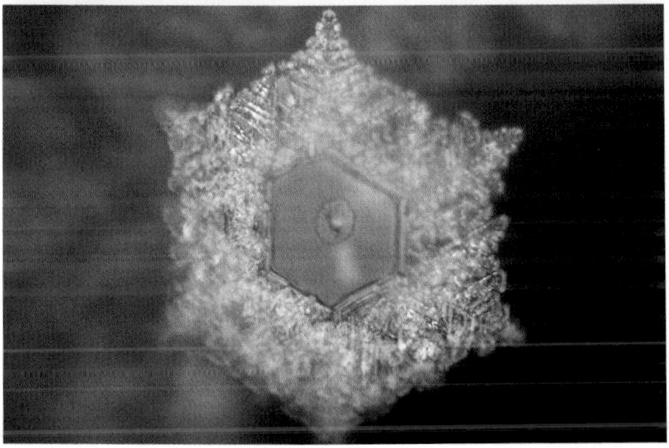

oben: Love, Thanks (englisch) – unten: Liebe, Danken (deutsch)
Es sind sehr ähnliche Kristalle entstanden. Das bedeutet, dass diese Worte in diesen Sprachen die gleichen Schwingungen haben. Diese Worte dürfte wohl jeder Mensch auf der Welt verstehen.

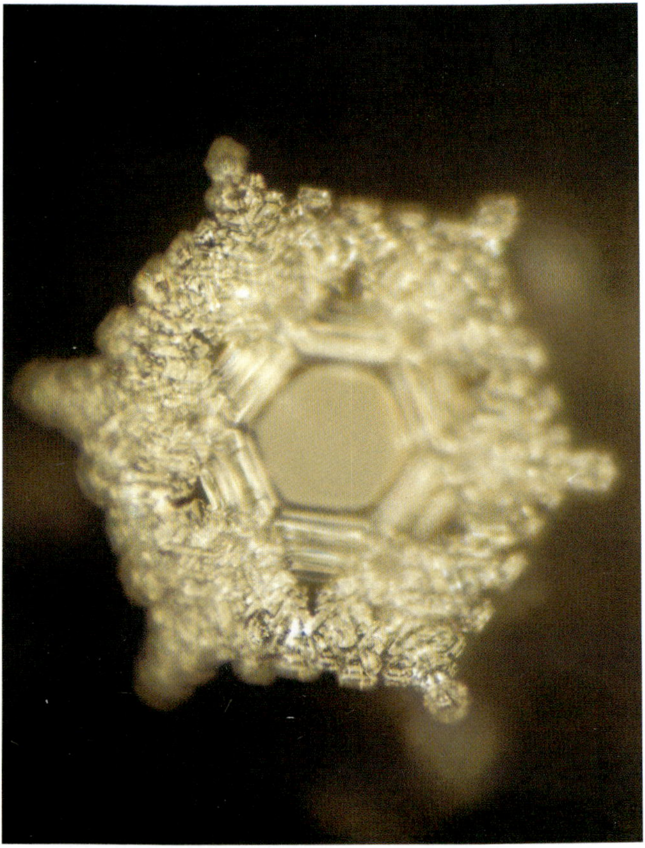

Liebe, Dankbarkeit (japanisch)
Hier beginnt alles und hierher kehrt alles zurück. Ich möchte im täglichen Leben immer die Schönheit dieses Kristalls in meinem Herzen spüren.

5

Wenn das Gebet das Wasser erreicht

Wie oft habe ich schon seit meiner Kindheit immer denselben Traum gehabt. Es ist ein beängstigender Traum.

Die Erde bebt heftig, die Vulkane schleudern glühendrote Feuersäulen in die Luft und brechen aus. Das Meer wird zu einer einzigen, großen Welle, die ganze Städte verschluckt. Wohn- und Hochhäuser fallen eines nach dem anderen wie Kartenhäuser zusammen, die Menschen irren auf der Flucht umher. Wütendes Gebrüll und Hilfeschreie, ohrenbetäubender Donner.

Es gab Zeiten, da träumte ich fast jede Nacht davon. Jetzt habe ich diesen Traum nur noch selten, doch alles in allem hat mich dieser Albtraum bestimmt an die tausend Mal geplagt. Früher wurde ich oft von diesem Albtraum aus dem Schlaf aufgeschreckt.

Ich weiß heute noch nicht, warum ich immer wieder solche Träume hatte. Doch selbst wenn es nur ein Traum war, so hat sich doch dieses Höllenerlebnis in meine Seele eingegraben und taucht zu manchen Gelegenheiten wieder auf.

Zum Ende des 20. Jahrhunderts erscheint es mir, als hätten wir ein Gefühl der Unsicherheit, was unsere Gesellschaft und unsere Zukunft betrifft. Und als ob wir auf unsichere Zeiten zusteuern würden, gab es einen geistig-seelischen Aufbruch.

Selbst wenn der Juli 1999, für den Nostradamus angeblich den Weltuntergang vorhergesagt haben soll, ohne Zwischenfälle vorüber gegangen ist, gab es ziemliche Aufregung um das Jahr 2000-Problem der Computer. Vom Ende des 20. bis zum Anfang dieses Jahrhunderts saß uns die Angst im Nacken, dass irgendetwas

Großes – Naturkatastrophe oder Krieg, Unfall oder Zwischenfall drohte. Wir alle hatten wohl damals einen dunklen Schatten auf dem Herzen liegen.
Wir haben diese Zeit ohne Zwischenfälle überstanden und sind endlich im neuen Jahrhundert angekommen. Im strahlenden 21. Jahrhundert. Vor unseren Augen tat sich die wunderbare, goldene Zukunft auf. So dachten wir wenigstens. Bis zu jenem Tag …
Als am 11. September 2001 zwei Flugzeuge in New York die beiden Türme des World Trade Centers zum Einsturz brachten, hat sich wortwörtlich die Welt verändert. Das in New York ausgebrochene Schlachtenfeuer hat weit über das Meer hinweg auf Afghanistan übergegriffen. Außerdem hat es das schwelende Feuer in Israel und Palästina erneut angefacht.
Die erste Seite des mit großen Hoffnungen empfangenen, neuen Jahrhunderts ist mit Blut besudelt worden.
Was unter solchen Umständen bei mir wieder erweckt wird, sind jene Traumbilder, die ich seit meiner Kindheit oft gesehen hatte. Schon seit vielen hundert Jahren wird das Ende der Menschheit, die Zerstörung der Welt oder eine die Erde bedrohende Katastrophe vorhergesagt. Ich glaube nicht an solche Prophezeiungen und habe mich immer geweigert, darüber nachzudenken. Ich bin der Meinung, wenn man es sich ausmalt und in Worte kleidet, so kann man die Erde in dieser Richtung beeinflussen.
Doch objektiv und in Ruhe betrachtet, scheint es tatsächlich so, als würde die Menschheit auf ihre Ausrottung zusteuern. Man kann nicht leugnen, dass sich derzeit vor unseren Augen immense Probleme auftürmen.
Durch die erstaunliche Bevölkerungsexplosion – es heißt, dass die Bevölkerung in den vergangenen hundert Jahren um das Vierfache zugenommen hat und dass sie in weiteren fünfzig Jahren wiederum um das Eineinhalbfache zunehmen wird – und aufgrund der raschen Industrialisierung ereignen sich auf der Erde große Katastrophen.

Es gibt auch Berichte, denen zufolge die Temperaturen auf der Erde um fünf bis sechs Grad steigen und als Folge davon der Meeresspiegel um 80 bis 150 Zentimeter ansteigen wird, wenn das so weitergeht. In diesem Fall werden viele Landstriche überflutet werden.

Und das heißt auch nicht unbedingt, dass der Meeresspiegel nur langsam, Stück für Stück ansteigen wird. Am Südpol hat bereits ein großer Eisberg begonnen zu schmelzen und abzurutschen. Was würde wohl passieren, wenn ein Eisberg von der Größe der Insel Shikoku (19 000 km^2) auf einmal ins Meer rutschen würde? Eine schreckliche Flutwelle würde die ganze Welt bedrohen. Von den Städten direkt am Meer, wie Tokio, würde wohl kaum etwas übrig bleiben.

Wenn alles weitergeht, wie es die Prognosen vorhersagen, wird wohl mein Albtraum Wirklichkeit werden.

Was können wir jetzt tun, um diese Umstände wenigstens ein bisschen zu verbessern? Natürlich geht es darum, dass jeder Einzelne seinen eigenen Lebensstil verändern kann. Wir müssen unseren Lebensstil ändern, damit verändern wir die Struktur der Welt.

Wenn Sie so unser Leben und die gesamte Gesellschaft betrachten, meinen Sie dann nicht auch, dass der Lebensrhythmus im Vergleich zu vor zehn oder zwanzig Jahren schneller geworden ist? Obwohl die Zeiger der Uhr mit einer konstanten Geschwindigkeit vorrücken, scheint die tatsächlich gefühlte Zeit immer schneller zu vergehen.

Das können wir vielleicht besser verstehen, wenn wir uns das Folgende denken:

Stellen Sie sich doch einmal diese Gesellschaft als einen großen, sich drehenden Kreisel vor. Er heißt »Kreisel der materiellen Kultur«. Je mehr sich die Gesellschaft weiterentwickelt, desto größer wird dieser Kreisel der materiellen Kultur. Sein Durchmesser wird immer größer.

Wir, die wir auf dem Rand des Kreisels stehen, machen bei einem kleinen Kreisel in einer Sekunde eine Umdrehung und die Entfernung beträgt dabei nur einige Zentimeter, je größer aber der Kreisel wird, desto größer wird auch die Entfernung, die wir bei einer Umdrehung zurücklegen, sie wächst von einigen Zentimetern bis zu einigen Metern.

Auch wenn die von der Uhr angezeigte Zeit immer die gleiche ist, wird die Geschwindigkeit der Veränderung an den Phänomenen immer schneller. Dabei können wir eines Tages nicht mehr mit der Geschwindigkeit mithalten und werden dann vom Kreisel abgeworfen.

Was können wir tun, um diesem Teufelskreis zu entkommen? Es gibt nur eine Möglichkeit: Abschied nehmen von der materiellen Kultur. Bedeutet das etwa, in unserem Leben auf der Erde die Dinge zu verringern und dann »leicht« leben zu können? Geht es denn nicht darum?

Der Slogan der materiellen Kultur heißt »je größer, desto besser«. Getreu diesen Worten haben wir den Kreisel der materiellen Kultur vergrößert.

Sowohl die Umsätze der Firma als auch das Einkommen des Einzelnen und sogar die Wirtschaft des ganzen Staates – alles muss größer werden als vergangenes Jahr. Fällt es geringer aus als im vorangegangenen Jahr oder stagniert, dann nennt man das eine Rezension und es entsteht eine riesige Aufregung. Haben wir jedoch die Ziele des einen Jahres erreicht, so setzen wir uns höhere Ziele und arbeiten wiederum wie verrückt.

Allerdings gibt es dabei nur noch eine Handvoll von Menschen, die ihre Fähigkeiten bei ihren Aktivitäten genügend einbringen können. Die meisten Menschen werden wohl das Gefühl haben, dass sie – selbst wenn sie ihre Talente einsetzen wollten – zu Arbeiten gezwungen werden, die sie gar nicht machen wollen.

Wenn sich die Gesellschaft vergrößert und ein gigantisches System

wird, bleibt dem einzelnen Menschen nichts anderes übrig, als seine Arbeit zu verrichten, ganz so wie ein Teil einer Maschine.
Ich glaube, dass es in dieser Zeit wichtig ist, dass mehr Menschen der Meinung sind, selbst eine kleine Sache sei gut. Sowohl die Regierungen als auch die Industrie und die Konzerne müssen die aus Menschen bestehenden Organisationen möglichst klein halten. Und warum? Je kleiner die Einheiten sind, desto größer ist die Rolle der dort aktiven Menschen. Damit werden auch die Fähigkeiten jedes Einzelnen besser gefördert.
Der Mensch kann seine Fähigkeiten nur auf dem Gebiet einbringen, auf dem er aktiv ist. Das kann man für alle »Gebiete« behaupten. Welche Fähigkeiten jemand auch haben mag, solange er nur ein einfacher Arbeiter ist, kann er die Vertretung für den Abteilungsleiter nicht übernehmen.
Wenn er nun möglichst viele Erfahrungen in seinem Gebiet sammelt, wird er sich schließlich bewusst, dass es eine größere Welt gibt, jenseits seiner bisherigen Grenzen. Das ist Wachstum. Dann wird er endlich selbst Abteilungsleiter. Und sobald er Hauptabteilungsleiter ist, lernt er wieder eine größere Welt kennen als die, die er bisher gesehen hatte und wird auch in diesem neuen Bereich weiterhin seine Fähigkeiten fördern.
Trotzdem muss er – um die Dinge vom Standpunkt eines Unternehmers zu sehen – selbst Unternehmer werden.
Wie geht das aber in einem riesigen Unternehmen, in dem sich die Angehörigen der verschiedenen Abteilungen nicht einmal gegenseitig kennen? Viele Menschen bewältigen täglich einen ganzen Stapel Arbeit ohne zu wissen, dass es außerhalb ihres eigenen Bereiches eine größere Welt gibt. Das bedeutet, dass von Anfang an den Fähigkeiten des Einzelnen Beschränkungen auferlegt sind.
Wie wäre es, wenn man dort den folgenden kleinen »Bereich« einrichten würde?

Wenn es sich um eine Firma handelt, könnten fünfzig Personen einen neuen Betrieb gründen. Dann gibt es einen neuen Firmenchef. Und sobald diese Firma wieder groß wird, würde sie wieder einen Teil ihrer Mitarbeiter in die Selbständigkeit entlassen und diese eine neue Firma gründen. Die kleinste dieser Einheiten besteht aus fünfzig Menschen.
Auf diese Weise entstehen aus einem Konzern mit tausend Angestellten zwanzig neue Firmen. Damit gibt es zwanzig neue Firmenchefs.
Auch die Wichtigkeit der Arbeit eines jeden einzelnen Angestellten nimmt um das Mehrfache zu. Je weniger Menschen eine Gruppe umfasst, umso besser kennt man die Gesichter und die Charaktereigenschaften der anderen und umso besser wird das Betriebsklima. Vielleicht entstehen dann auch originelle Ideen. Sicherlich werden auch die Gebiete, in denen Frauen aktiv sind, an Zahl zunehmen. Auch die nach dem Studienabschluss frisch eingestellten Menschen werden nach einigen Jahren wichtige Aufgaben übernehmen und – wenn alles gut geht – auch die Chance haben, selbst Chef zu werden.
»Klein ist fein«, das gilt nicht nur für die Gesellschaft. Das kann man auch von einer Regierung behaupten und man kann das Prinzip auch auf die Organisation der Städte, Gemeinden und Dörfer anwenden.

Die Zeiten ändern sich ganz sicher. Immer mehr Leute äußern ihre Zweifel an der bisher als selbstverständlich hingenommenen Einschätzung: »je größer, desto besser«. Mit anderen Worten könnten wir sagen, dass wir bisher Fehler über Fehler begangen haben und dass ein Ende dieser Fehlerserie bereits abzusehen ist. Wir haben hier in Japan in den letzten Jahren mit ansehen müssen, wie die, ach so stabilen Finanzhäuser und die Kaufhauskette Zenecon in die Insolvenz schlitterten.

Auch der Terroranschlag auf Amerika im September 2001 ist vielleicht – wenn man ihn aus einem anderen Blickwinkel betrachtet – ein Symbol für den Zustand einer solchen Gesellschaft. Natürlich ist der Terror nicht zu entschuldigen. Warum allerdings wurde gerade das World Trade Center in New York Ziel des Terrorismus? Das liegt doch wohl daran, dass es, neben der Tatsache, dass es ein unübertroffen riesiges Gebäude war, es sich dabei eben auch um ein zentrales Symbol für die Weltwirtschaft handelte.
In letzter Zeit hört man oft, dass Menschen über die Grenzen der Stadt oder Gemeinde hinaus eine Gemeinschaft bilden. In Europa, Amerika und Australien wurden so genannte Öko-Dörfer errichtet. Die Bewohner streben ein Leben im Einklang mit der Natur an und die verschiedenen Gemeinschaften bilden auch ein Netzwerk. Sie weisen unterschiedliche Formen und Organisationssysteme auf, aber eines ist ihnen allen gemeinsam: Jede führt ein nahezu autarkes Leben im Gegensatz zum ursprünglichen Konsumleben. Die »slow food« Bewegung im Gegensatz zum auf immensen Konsum ausgelegten »fast food« ist ein weiteres Beispiel für die Rückbesinnung auf das Wesentliche. Auch die Stimmen der Menschen, die Zweifel an der Globalisierung anmelden, bei der die Wertvorstellungen in der ganzen Welt vereinheitlicht werden sollen, mehren sich.
Und in Japan ist in letzter Zeit die Regionalwährung als neue Währung ins Gespräch gekommen. Die Regionalwährung ist anders als die bisherige, durch Spekulation nur nominell aufgeblasene, um die ganze Welt reisende Währung. Sie kann einfach gegen gleichwertige Dinge oder gegen Arbeitskraft getauscht werden und stellt einen Versuch dar, zur ursprünglichen Bedeutung des Geldes zurückzukehren. Auch dies fußt auf der Idee der Gemeinschaft. All diese Bewegungen und Versuche entstehen aus einem tieferen Motiv: dem Wunsch, die Umwelt intakt zu erhalten und sie nicht zu zerstören.

Um eine große Menge an Rindfleisch zu erwirtschaften, werden riesige Wälder abgeholzt, und um die Garnelen zu fangen, die sowieso meist auf dem Teller liegen bleiben, werden die Mangrovensümpfe zerstört. Dazu haben viele Menschen begonnen NEIN zu sagen.

Man sagt, dass es der Besitz von Erdöl ist, der die Welt jetzt im Griff hat. Viele Wirtschaftswissenschaftler behaupten, dass sowohl die Weltwirtschaft als auch die Konflikte in der ganzen Welt – wenn man ihren Ursachen auf den Grund geht – mit dem Erdöl zusammenhängen. Das ist einleuchtend. Beinahe die gesamte Energie, auf der die Zivilisation beruht, kann auf das Erdöl zurückgeführt werden.

Solange wir genügend Erdöl haben, können wir unser luxuriöses Leben fortführen. Selbst mitten in der Nacht gehen die Neonlichter nicht aus. Und wann immer wir Hunger haben, können wir ein offenes Restaurant finden.

Doch schauen wir uns nun die Kehrseite an: Sobald der letzte Tropfen Erdöl aufgebraucht ist, wird unser Leben unmöglich werden. Nicht einmal das Licht geht dann mehr an. Und wir können auch unsere Elektrogeräte nicht mehr benutzen. Und nicht nur das: Selbst die Einfuhr und der Transport von Nahrungsmitteln werden unmöglich.

Steht unser Leben nicht auf einer schwachen Basis?

Momentan können wir, jedenfalls nach außen hin, ohne Behinderung unser Leben führen. Aber müssen wir nicht jetzt, solange noch Zeit dafür ist, für die kommende Zeit vorsorgen?

Es ist sicher nötig, eine andere Energiequelle als das Erdöl und anderes Material zu finden, das die Erdölprodukte ersetzen kann. Auch aus diesem Grund interessiere ich mich jetzt für Hanf.

In der Regel hören wir heute fast nichts über Hanf. Vielleicht ziehen wir im Sommer ein kühles Hanfjackett an, das ist aber auch alles.

Ich übertreibe nicht, wenn ich behaupte, dass die Hanfpflanze in Zukunft notwendig für das Überleben der Menschen auf diesem Planeten sein und uns Rohstoff für alle möglichen Dinge liefern wird. Es gibt verschiedene Arten von Hanf, aber der Nutzen des indischen Hanfs (*Cannabis indica*) ist seit langem am bekanntesten.

Zum Beispiel kann man aus den Stängeln des Hanfs Papier und Stoff, ja sogar Plastik herstellen. Bei der Papierherstellung kann man außerdem vier Mal mehr an Menge gewinnen als aus dem Holz von Bäumen bei einer Nutzfläche derselben Größe. Der Stoff aus Hanf ist auch besser für die Haut als die mit Pestiziden behaftete Baumwolle und auch hier kann man aus dem Material bei gleicher Nutzfläche die drei- bis vierfache Menge gewinnen. Aus den Samen und den Stängeln des Hanfes kann man Dieselöl, Methanol oder Äthanol gewinnen. Der Brennstoff aus Hanf produziert weder Schwefel, der ja die Ursache für den sauren Regen ist, noch irgendwelche chemischen Substanzen, die die Luft verschmutzen. Der amerikanische Ford Konzern benutzt für die Karosserie unter der Verwendung von Hanf hergestelltes Plastik und hat bereits einen Wagen auf den Markt gebracht, der mit Treibstoff aus dem Hanföl läuft.

Auch als Nahrungsmittel ist Hanf sehr nützlich. Seine Samen haben die für den Menschen notwendige Menge an Aminosäuren und Fettsäuren. Er ist also das ideal ausgewogene Nahrungsmittel.

Das aus den Samen gepresste Öl ist sehr gesund für die Ernährung und wird in China unter dem Namen »Mashijin« verwendet. Da dieses Öl wärmende Substanzen enthält, ist es auch ideal als Ausgangsmaterial für Shampoo und Make-up.

Des Weiteren ist bekannt, dass der Hanf verschiedene medizinische Wirkungen hat. Als Antibiotika, Desinfektionsmittel, Schmerzmittel, Kopfschmerzmittel und in vielen weiteren Bereichen wird seine Wirkung bereits erforscht und er erweist sich als sehr effektiv. Er scheint auch dramatische Wirkungen gegen unheilbare Krankheiten wie Krebs, AIDS und verschiedene Formen von Dermatitis zu zeigen.

Ein Vorteil des Hanfs ist, dass er erstaunlich schnell wächst. Er wird in 110 Tagen zwei bis drei Meter hoch. Deshalb kann man ihn mehrmals im Jahr ernten.

Man sagt, dass in alten Zeiten die Ninja Hanfsamen säten und dann übten, über die Pflanzen zu springen. Wenn sich der Schössling zeigte, war es noch eine Weile ganz einfach, darüber zu springen. Da die Pflanze aber in kürzester Zeit wuchs und hoch aufstrebte, wurde dies unmerklich zu einer Hochsprungübung.

Außer, dass sie schnell wächst, hat die Hanfpflanze auch im Vergleich zu anderen Pflanzen die sehr stark ausgeprägte Fähigkeit, Kohlendioxid in Sauerstoff umzuwandeln. Die Menge an, vom Hanf aufgenommenen Kohlendioxid beträgt das Drei- bis Vierfache dessen, was Laubbäume aufnehmen können.

Man kann also wohl tatsächlich den Hanf als die Wunderpflanze bezeichnen, welche die Menschheit retten kann.

Allerdings war das Augenmerk allein auf die Drogenwirkung des Hanfs gerichtet und heute ist der Anbau in allen Ländern der Erde verboten.

Viele Forschungsergebnisse haben gezeigt, dass Marihuana, also Hanf, nicht die Drogenwirkung von Morphinen, Heroin oder Kokain hat. Außerdem ist er überhaupt nicht giftig und es gibt kein bewiesenes Beispiel, dass eine Überdosis von Marihuana zum Tode geführt hätte.

Die staatliche Drogenbehörde Amerikas konnte den Hanf nicht als Droge klassifizieren. Auch in Japan sind das Gesetz zum Verbot von Hanf und das Gesetz zum Verbot von Marihuana andere Gesetze als diejenigen gegen die anderen Drogen.

Nun, warum ist man dann so weit gegangen, den Hanf zu verbieten? Hier wirft die Erdölwirtschaft, die die Welt kontrolliert, ihre Schatten.

Für die Investoren und mächtigen Industriellenfamilien, die eine auf Erdöl basierende Produktion in der Welt verbreiten wollten, war der Hanf ein Hindernis für alle ihre Pläne. Also beklagten sie über Gebühr die Gefährlichkeit des Hanfs und beschlossen, ihn mit Gesetzen zu knebeln.

Amerika hat ursprünglich eine sehr enge Beziehung zum Hanf. Es heißt sogar, dass Kolumbus seine erfolgreiche Entdeckung des amerikanischen Kontinentes den Segeln und Tauen aus Hanf verdankt, und die Unabhängigkeitserklärung steht auf Hanfpapier geschrieben. Selbst der erste Präsident, Washington, betrieb aktiv den Hanfanbau.

So ist es eine Ironie des Schicksals, dass allen voran Amerika den Hanf verbot. 1937 trat in Amerika das Gesetz zur Besteuerung von Marihuana in Kraft. Dieses Gesetz sollte den Handel mit Hanf besteuern und beschränken. Offiziell hieß es, dass Marihuana die Ursache von Straftaten sei.

Dadurch wurde praktisch der Anbau von Hanf verboten.

Auch in Japan wurde unter Anleitung des GHQ (General Headquarters, amerikanische Besatzungsmacht nach dem 2. Weltkrieg, A.d.Ü.) das Gesetz zum Verbot des Hanfs entworfen und der Anbau beschränkt. Allerdings erlaubte man die Verwendung zu traditionellen Festen und religiösen Riten.

Trotzdem verbreitete sich die Kunde von der Zweckmäßigkeit des Hanfes immer mehr im Geheimen.

Im Juli 2001 wurde in Amerika ein Versuch durchgeführt. Ein Auto, das mit Biodiesel aus Hanfsamen angetrieben wurde, verließ Washington und ging auf eine Reise von tausend Meilen durch ganz Amerika. Damit sollte die Nützlichkeit des Hanfs als Rohmaterial bekannt gemacht werden.

Ein solcher Versuch hätte ein wichtiges Gesprächsthema werden müssen. Aber durch die Terroranschläge im September wurden diese Nachrichten verdrängt, kaum etwas davon drang an die Öffentlichkeit.

Als Nächstes trat eine Gruppe von Menschen auf den Plan, die einen Versuch starteten, mit einem so genannten »Hanf-Auto« (einem mit Hanfdiesel angetriebenen Auto) ganz Japan zu durchqueren. Der Vertreter dieser Gruppe ist Nakayama Yasunao.

Herr Nakayama will aktiv an der Verbreitung des Hanfs arbeiten, da er davon überzeugt ist, dass der Hanf in Zukunft für die Menschheit unverzichtbar sein wird.

Es war eine seltsame Begebenheit, die Herrn Nakayama in Berührung mit dem Hanf brachte.

Als er in seiner Zeit als Mittelschüler mit Freunden in einem Teich badete, ging er plötzlich unter. Zuerst sträubte er sich dagegen, aber das Atmen fiel ihm immer schwerer und je mehr sein Körper sank, desto mehr wurde ihm bewusst, dass er jetzt sterben müsse. Und in dem Moment, als er den Tod annahm, lief sein ganzes bisheriges Leben vor seinen Augen ab; Wohlgefühl und Dankbarkeit stiegen in ihm auf und er war von Licht umgeben.

Plötzlich befand sich Herr Nakayama in einer anderen Welt. Hier lebten ebenfalls Menschen und Herr Nakayama lebte auch dort. Dort begegnete er einer Pflanze mit schönen Blättern. Als er diese Pflanze sah, fühlte er eine seltsame Sanftheit und seelische Ruhe. Als er wieder zu Bewusstsein kam, lag er am Rande des Teichs. Doch er erinnerte sich deutlich an die Erfahrungen seines Lebens im Licht in jener anderen Welt. Seitdem dachte Herr Nakayama immer darüber nach, wer er denn wohl sei, was das Leben bedeute und was das Universum sei.

Viele Jahre später begegnete Herr Nakayama auf einer Reise durch Asien der Pflanze wieder, die er im Licht gesehen hatte. In dem Moment, als er dieses Grün sah, wusste er ganz genau, dass es diese Pflanze war und war zutiefst erschüttert. Er erforschte dann

diese Pflanze, die seit seiner spirituellen Erfahrung immerzu in seinem Herzen gewesen war, gründlich. Er dachte, dass er hier den roten Faden zur Lösung der Frage nach seinem Selbst, dem Universum und dem Leben gefunden hatte.
Diese Pflanze war der Hanf. Seitdem lebt Herr Nakayama für die Erforschung des Hanfs.

Das Projekt, mit dem »Hanf-Auto« durch ganz Japan zu reisen, startete am 29. April 2002 in der Stadt Takikawa auf Hokkaidô und erreichte nach dem Besuch von 22 Städten wie Aomori, Morioka, Sendai, Tokio, Nagoya, Osaka, Takamatsu, Hiroshima, Fukuoka und anderen am 24. August den als Zielpunkt auserkorenen Heitate-Schrein in Aso, Präfektur Kumamoto.
Das Hanf-Auto war ein Bus mit Dieselmotor, der auf einem Bio-Diesel-Kraftstoff aus Hanf-Öl lief. Der Bio-Diesel stößt kein sauren Regen verursachendes Schwefelmonoxyd aus und auch der Ausstoß von Ruß, der negative Auswirkungen auf den menschlichen Körper hat, konnte auf ein Drittel der von herkömmlichem Diesel ausgestoßenen Menge reduziert werden.
Bei seiner Reise durch ganz Japan besuchte das »Hanf-Auto« einige Gegenden, die eine enge Beziehung zum Hanf haben. Die San-nai-maru-yama-Fundstelle in der Präfektur Aomori, an der Hanfstoffe und Hanfsamen ausgegraben wurden, den Ô-asahiko-Schrein von Aha (Ô-asa ist der japanische Name für Hanf, A.d.Ü.), den Ô asa Schrein von Sanuki, den Ô-asa-yama-Schrein von Izumo... das sind alles Schreine, in deren Namen der Hanf vorkommt. Von dem zum Ziel auserkorenen Heitate-Schrein heißt es, dass er der älteste Schrein Japans sei, und das »Hei« in seinem Namen bedeutet nichts anderes als Hanf.
Herr Nakayama sagt, dass es in der ganzen Welt »Hanf-Straßen« gibt, die allerdings nicht so bedeutend waren wie die Seidenstraße. Es heißt, dass die »Hanf-Straßen« ein Netzwerk von Straßen bil-

deten, das die Gesellschaften mit einem zirkulären Zeitverständnis auf der Basis des alten Sonnenglaubens verband.
Auch in Japan gibt es eine »Salz-Straße« genannte Verbindung zwischen Omaezaki in der Präfektur Shizuoka und Itoigawa in der Präfektur Niigata. Dieser Weg war eine Handelsstraße für Meeresfrüchte, Salz und eben auch Hanf.
Im Japan des Altertums existierte eine, auf der Basis des Sonnenglaubens errichtete, reiche Gesellschaft mit einem zirkulären Zeitverständnis, und wenn man der Hanf-Straße folgt, kann man ihre Spuren erkennen. Über solche Dinge hat Herr Nakayama sehr ausführlich in seinem Buch »Erzählungen über den Hanf« geschrieben.
Im alten Shinto-Glauben Japans darf der Hanf nicht fehlen. Das heilige Seil (shimenawa) am Schreingebäude und auch das Seil, an dem die Glocke aufgehängt ist – beide sind aus Hanf hergestellt. Der Onusa genannte Wedel, der bei Reinigungszeremonien in der Gebetshalle benutzt wird, ist ein Bündel aus Sakaki-Zweigen, die mit Hanf zusammengebunden werden.
Im Ise-Schrein wird neben dem Spiegel auch der Hanf als Symbol der Göttin Amaterasu Omikami verehrt. Die Orakelzettel, die man im Ise-Schrein erhalten kann, heißen »Schrein-Hanf« (Jingû-Ôasa) und jedes Jahr werden so genannte »Hanf-Kalender« verteilt.
Im alten Japan wusste man um die besondere Kraft, die im Hanf steckt, und man weiß heute, dass diese Kraft Unreinheiten vertreiben kann.
Ich glaube, dass dies vielleicht damit zusammenhängt, dass der Hanf im Vergleich zu anderen Pflanzen so schnell wächst. Das bedeutet nämlich, dass seine Frequenz besonders hoch ist.
Die Frequenz zeigt an, wie schnell etwas schwingt. Die Atemfrequenz zum Beispiel sagt aus, wie oft jemand in einer Minute atmet.

Im Vergleich zu Bäumen, die mehrere Jahre brauchen bis sie ausgewachsen sind, wächst der Hanf so schnell, dass man ihn mehrmals im Jahr ernten kann. Im Vergleich zu den Bäumen atmet er schnell, besitzt also eine sehr hohe Schwingung.
Deshalb kann man mit Hanf die niedrigen Schwingungen, also böse Geister und Unreinheit austreiben.

Man kann behaupten, dass der Shinto-Glaube im alten Japan eine Religion der Schwingungen war. Nun, streng genommen war er eigentlich keine Religion. Das erkennt man, wenn man ihn mit anderen Religionen vergleicht. Der Shinto hat keinen Stifter, weder Dogma noch heilige Schriften und auch keine Praktiken, um die Erleuchtung zu erlangen.
Im Shinto werden durch die Anhebung der Frequenz böse Schwingungen und Boshaftigkeit ausgetrieben und man schafft einen göttlichen Raum. Die Orte, an denen ursprünglich die Schreine errichtet wurden, sind Orte mit einer hohen Erdenergie.
Deshalb spreche ich auch in meinen Vorträgen darüber, dass man hier nicht von »Shinto« (»Weg der Gottheiten«) sprechen sollte, sondern von »Shindo« (»Schwingungen«). Der »Weg der Gottheiten« ist eigentlich Schwingung, Frequenz.
Im Shinto-Glauben Japans heißt es nicht, dass man einem Stifter folgen und einer einzigen Gottheit dienen muss. Es wird gesagt, dass Berge und Flüsse, Meer, Tiere, Gräser und Bäume, Blumen – die ganze Natur von Gottheiten erfüllt ist und ein großes Universum bildet, inklusive des Menschen.
Die Idee des Shinto ist die Harmonie. In der Natur gibt es weder Überlegenheit noch Minderwertigkeit. Allem ist seine Rolle gegeben und wenn es sie ausfüllt, ist es für das Leben der anderen nützlich. Das kommt vielleicht auch daher, dass Japan mit einer sehr schönen Natur ausgestattet war. Jede der vier Jahreszeiten hat ihren Reiz. Die mit einem feinen Gespür für Farben, Laute und

Düfte gesegneten Japaner sahen die Gottheiten in der Natur und brachten eine mit diesen Schwingungen im Einklang stehende Kultur hervor.
Auch das Rezitieren der »norito« genannten shintoistischen Gebete geschieht zu keinem anderen Zweck als dem, Schwingungen zu erzeugen und Kontakt zu den Gottheiten aufzunehmen.
Die Tatsache, dass eine bestimmte Art von Schwingungen, die mit der Stimme erzeugt werden, die Wirkung von Gebeten hat, habe ich bereits in einem früheren Buch beschrieben.
Im Juli 1999 haben sich auf meinen Aufruf hin etwa 350 Menschen am Biwa-See versammelt und gemeinsam beteten wir um den Weltfrieden. Wir sprachen alle zusammen die Worte des von Dr. Nobuo Shioya geschaffenen Gebetes »Die große Beteuerung«. Etwa einen Monat später wäre es eigentlich Zeit für die alljährliche Algenplage gewesen, doch diesmal blieb der See davon verschont und auch der entsetzliche Gestank, der sonst jedes Jahr die Anwohner plagte, blieb aus.
Ähnliches geschah auch im Ausland. Als ich den Luzerner See und den Züricher See in der Schweiz oder die Bahamas besuchte, sprach ich mit den ortsansässigen Menschen dieses Gebet. Damals habe ich auch Wasserproben genommen (Seewasser und Trinkwasser) und habe die daraus entstandenen Wasserkristalle fotografiert. Das Wasser hatte nach dem Gebet ganz deutlich einen wohlgeformten, schönen Kristall ausgebildet.
Wenn Menschen die Worte des Gebetes sprechen, ihre Gedanken darbringen und in Gebetsstimmung vereint sind, ruft das Schwingungen hervor, die im Universum eine neue Welt kreieren.
Im Shinto geht es nicht darum, an einen einzigen Gott zu glauben, sondern die acht Myriaden Gottheiten anzubeten. Was sind denn diese acht Myriaden Gottheiten? Aus dem Blickwinkel der Schwingungen betrachtet, kann man auf ihre Existenz schließen. Es gibt zum Beispiel hörbare und unhörbare Töne. Es heißt, dass

die Obergrenze für Töne, die das menschliche Ohr noch wahrnehmen kann, ungefähr bei 20 kHz liegt. Aber es gibt Laute mit einer weit höheren Frequenz. Diese nennt man Ultraschalltöne. Beim Licht verhält es sich analog. Die sichtbaren Lichtstrahlen sind die elektromagnetischen Wellen zwischen 380 und 780 Nanometern, längere Wellen können wir nicht sehen. Doch auch solche Lichtstrahlen (elektromagnetische Wellen) gibt es.

Das heißt, dass es bei allem eine für den Menschen wahrnehmbare Welt und eine nicht wahrnehmbare Welt gibt. Es ist so, dass der Mensch mit seinen fünf Sinnen nur einen kleinen Teil dieser Welt wahrnehmen kann.

Die Fledermäuse geben Ultraschallwellen von sich und können dadurch Hindernissen ausweichen, sie können also, für den Menschen nicht hörbare Laute wahrnehmen. Hunde andererseits können Gerüche wahrnehmen, die unterhalb der menschlichen Wahrnehmungsschwelle liegen. So gesehen haben sie übersinnliche Fähigkeiten. Kann es nicht auch innerhalb der menschlichen Spezies wahrnehmbare Existenzen und nicht wahrnehmbare Existenzen geben? Es ist gar nicht so seltsam, sich vorzustellen, dass es Existenzen gibt, die keinen sichtbaren Körper wie wir besitzen, sondern nur ein Bewusstsein, das auf einer hohen Frequenz schwingt.

Nimmt man einmal an, dass es solche Existenzen gibt, so müssten sie auch synchron mit unserer Welt schwingen. Auf die Welt der Töne übertragen, würde das bedeuten, wenn man die Frequenz verdoppelt, erhält man den gleichen Ton (zum Beispiel ein C) eine Oktave höher. Und wenn man die Frequenz wieder und wieder verdoppelt, erreicht man schließlich den Bereich der Ultraschallwellen, die ja für uns nicht hörbar sind.

Genauso wie jeder Kieselstein, jeder Grashalm und jeder Baum, jedes Tier und auch jeder Mensch seine eigene Frequenz besitzt, müsste es auch dazu passend eine Hoch-Frequenz-Existenz (einige Oktaven höher) geben.

Man könnte annehmen, dass dies die Gottheiten im gesamten Universum sind.
Mit einer bestimmten Methode könnte man mit diesen Hoch-Frequenz-Wesen in Verbindung treten. Diese Methode wäre dann das Gebet oder die »Wortseele«.

Weil noch niemand die »Gott« genannte Existenz gesehen hat – gelegentlich tauchen Menschen auf, die sie gesehen haben wollen, aber... – kann man nichts anderes tun, als indirekte Beweise sammeln und daraus Schlüsse ziehen. Zieht man die Schwingungs- oder Wellennatur alles dessen, was ist in seine Überlegungen mit ein, kann man sich ohne Probleme von dieser Existenz überzeugen. In alten Zeiten besaß jedes Volk auf dieser Erde seine eigene Gottheit. Die Menschen, die die Naturwissenschaften, von der Gentechnologie bis zur Physik, gründlich studiert haben, sind fasziniert von der Ordnung und Schönheit der Natur und können nicht anders, als sich einer großartigen Existenz bewusst zu werden, die diese Welt geschaffen hat.
In meinem Fall waren es die Wasserkristalle, die mich dies gelehrt haben.
Es war das Wasser, das mir ganz deutlich in einer sichtbaren Form gezeigt hat, dass das Gebet die Welt verändern kann.
Das ist wohl die große Rettung für die Menschheit. Die Gedanken eines jeden Einzelnen von uns werden diese Welt verändern. Keine bestimmte Religion hat ein Patent auf das Gebet. Wir müssen uns nur alle bewusst werden, dass jeder Mensch für sich diese wunderbare Kraft besitzt. Wir, die wir jetzt leben, verändern die Welt.
Wenn wir uns dessen bewusst werden, müssen wir dies noch mehr Menschen weitersagen. Je mehr Menschen synchron mit uns schwingen, desto schneller kann eine wunderbare Welt geschaffen werden.

Ich glaube, ich habe Ihnen schon von der versteckten Bedeutung erzählt, die in Einsteins Formel $E=mc^2$ enthalten ist.
C steht dabei für Bewusstsein (consciousness), in Einsteins Formel bedeutet c die Lichtgeschwindigkeit, m ist die Masse, das heißt in diesem Fall: die Anzahl der Menschen. Je mehr Menschen sich bewusst sind, dass sie die Welt verbessern wollen, umso sprunghafter steigt die Energie dafür an.
Professor Higa Teruo, der Erfinder der EM (Effektive Mikroorganismen), hat Folgendes festgestellt:
»In der Welt der Mikroorganismen gibt es nur eine Handvoll von schlimmen Bakterien. Auf der anderen Seite gibt es auch nur sehr wenige gute Bakterien.«
Und was sind dann die anderen, die den größten Teil ausmachen? Es sollen »Opportunisten-Bakterien« sein, man könnte sie auch als unpolitische Bakterien bezeichnen. Diese Bakterien sehen sich an, ob die schlimmen oder die guten Bakterien die größere Macht haben und schließen sich dann den Stärkeren an.
Ich denke, dass das auch für die menschliche Gesellschaft zutrifft. Es gibt auf der Welt nur wenige Menschen, welche die Mission und die Fähigkeiten dazu haben, die Welt zu verbessern. Aber es gibt vermutlich viele, die sich ihrer Fähigkeiten nicht bewusst sind. Wenn sich diese Menschen ihrer eigenen Rolle dabei, die Erde zu einem schöneren Planeten zu machen, bewusst werden würden und wenn sie anfangen würden zu beten und zu handeln, dann würden ihnen sicher immer mehr aus der schweigenden Mehrheit der Menschen zustimmen und sie unterstützen.
Seit Beginn des 21. Jahrhunderts wurde immer mehr Menschenblut vergossen. Was mir besonderen Herzschmerz verursacht sind die Streitigkeiten zwischen Israel und Palästina. Wie viele Menschenleben fielen wohl schon dem Streit zwischen Völkern zum Opfer? Auch weiterhin werden junge Menschen mit dem Schlachtruf »Djihad« (»heiliger Krieg«) ihr kostbares Leben verlieren.

Solange dieser Krieg nicht beendet wird, gibt es keinen Weltfrieden. Doch haben sich Feindschaft und Hass gegenüber dem anderen nicht bereits tief in die Gene eingegraben? Sie wurden während der Jahrtausende alten Geschichte deutlich eingraviert. Was kann man da wohl im fernen Japan schon dafür tun? Es ist völlig unmöglich ihre Gene zu verändern oder ähnliches zu tun. So dachte ich ursprünglich, doch plötzlich fiel mir etwas ein.

Die Gene haben eine enge Beziehung zum Wasser. Die DNS besteht aus zwei spiralförmigen Ketten und diese enthalten neben dem Kohlenstoff vor allem auch Wasserstoff und Sauerstoff, also die Elemente, aus denen das Wasser gebildet wird. Außerdem, womit werden die Erinnerungen der Ahnen weitergegeben? Mit dem Blut, also mit dem durch den Körper fließenden Wasser.

Und wo kommt das Wasser her, das in ihren Körpern fließt? Aus dem Jordan. Das Gebiet Palästinas, in dem die Streitigkeiten nicht enden wollen, erstreckt sich am Westufer des Jordans in einem schmalen Streifen von Norden nach Süden. Das Trinkwasser der dortigen Bevölkerung kommt ganz sicher aus dem Jordan.

Die Kraft des Gebetes wird von jedem Ort aus, unabhängig von Zeit und Raum, verbreitet. Wo auch immer in der Welt man betet, man könnte doch sicher dem Wasser des Jordans die Schwingungen von Liebe und Frieden schicken.

Was kann man tun, um Israel und Palästina Frieden zu bringen? Ich kam auf die Idee, die Welt aufzurufen, dem Jordan Gedanken von Liebe und Dankbarkeit zu schicken.

Die Menschen lieben und den Frieden wollen – wenn die Menschen, die das Wasser des Jordans trinken, solche Informationen aufnehmen und ihre Körper mit herrlich schwingendem Wasser anfüllen könnten, was würde dann passieren? Allein der Gedanke daran versetzt mich in Aufregung.

Zum Glück erhalte ich dank der Wasserkristall-Fotografien laufend Anfragen zu Vorträgen aus aller Welt. Ich kam auf die Idee,

nicht nur den Japanern, sondern den Menschen in aller Welt durch die Wasserkristall-Fotografien von dem Wunderbaren und der Kraft, die im Gebet liegt, zu erzählen und einen Aufruf zu einem Gebet um Weltfrieden zu starten.
Allerdings hatte ich noch niemals dem Wasser eines fließenden Flusses Gedanken übertragen. Als ich genauer nachforschte, erfuhr ich, dass der Jordan am Südufer des Sees Genezareth (englisch Lake Galilea) austritt. Es reicht also, am See Genezareth zu beten.
Nun ging es noch darum, einen bestimmten Tag auszuwählen und alle Menschen weltweit zu bitten, zur selben Stunde zu beten. Als ich das beschlossen hatte, erfuhr ich etwas Überraschendes. Das Wort »Galiläa« (engl. Galilea) bedeutet so viel wie »Harfe«, was auf Japanisch »Biwa« (wie in Biwa-See) heißt. Das bedeutet, dass die Seen Genezareth und Biwa eine Synchronizität aufweisen.
Ich legte den Tag für dieses Gebet auf den 25. Juli 2003 fest. Der 25. Juli ist laut dem dreizehnmonatigen Maya-Kalender ein überaus wichtiger Tag. Der Tag am Ende eines Jahres, der übrig bleibt, wurde von den Mayas als »Tag außerhalb der Zeit« gesehen und zum Tag des Gebetes bestimmt.
Wie wäre es, wenn auch wir, die wir heute leben, diese Einstellung übernehmen würden? Ich möchte mich dafür einsetzen, dass dieser 25. Juli in Zukunft weltweit zum »Tag der Liebe und Dankbarkeit für das Wasser« und zu einem Feiertag erklärt wird.
Diese Idee wollte ich auf jeden Fall vielen Menschen mitteilen und so habe ich für den Juli 2002 das Projekt »Liebe und Dankbarkeit für das Wasser« ins Leben gerufen (Homepage http://www.thankwater.net.). Bei diesem Projekt geht es darum, für die weltweite Veranstaltung im kommenden Jahr die Herzen vieler Menschen zu vereinen und das Bewusstsein zu erhöhen.
Zunächst war es das Ziel, in Hinblick auf die Veranstaltung in 2003 den Ring des Gebets zu schließen und zu festigen, und zwar auf folgende Weise: Ich bat alle darum, an jedem 25. eines

Monats, morgens um 7.25 oder abends um 19.25, dem Wasser Gedanken von Liebe und Dankbarkeit zu senden. Egal wo wir uns befinden, ob in der Küche oder im eigenen Zimmer, können wir doch einem Glas Wasser auf dem Tisch mit sanften Worten »Ich liebe dich« und »Danke« sagen. Das Wasser im Glas ist mit allem Wasser auf der Erde verbunden. Die Gedanken von Liebe und Dankbarkeit verbreiten sich in diesem Augenblick auf der ganzen Welt.

Das können wir auch beim Abspülen oder Wäschewaschen, also bei der Hausarbeit praktizieren. Wir können dem aus dem Wasserhahn fließenden Wasser durch unsere Hände Gedanken von Liebe und Dankbarkeit übermitteln. Wir können uns vorstellen, wie dieses Wasser, dadurch, dass es fließt, mit dem Wasser auf der ganzen Erde in Verbindung steht.

Die von uns dem Wasser übertragenen Schwingungen der Gefühle von Liebe und Dankbarkeit werden zu goldenem oder silbernem Licht und dem Wasser übermittelt. Dieses strahlende Licht breitet sich über die Erde aus. Und schließlich strahlt die gesamte Erde dieses funkelnde Licht aus. Dieses Strahlen ist ein Beweis dafür, dass dieser Planet voller Heilung und Harmonie ist.

Das Wasser trägt die Gedanken der Menschen, es trägt das Glück. Ursprünglich sind wir Menschen selbst Wasser. Wo auch immer wir das Gebet sprechen, wird es der ganzen Welt übermittelt.

Wollen wir also beten! Für all die Menschen, die bei den unzähligen Streitigkeiten auf der Welt verletzt wurden. Für die Kinder, die ihre Eltern verloren haben. Für die alten Menschen, die sich vor Schmerzen nicht mehr bewegen können. Für die Menschen, die ihre Beine durch Minen verloren haben und die doch gerne leben…

Es gibt so viele Dinge, die Sie jetzt in diesem Augenblick tun können.

Da fällt mir gerade etwas ein: Der schreckliche Traum, den ich

seit meiner Kindheit immer wieder gehabt habe. Er sagte Zerstörung voraus und eine traurige Zukunft für die Menschheit. Er zeigte mir aber auch die Mission, die ich zu erfüllen habe. Doch das ist nicht alleine meine Bestimmung. Es gibt für jeden von Ihnen, die Sie jetzt dieses Buch lesen, jeweils eine Rolle.
Wir wollen unsere Herzen mit Liebe und Dankbarkeit füllen.
Wir wollen Gedanken des Gebets in die Welt hinausschicken.
Wir wollen anderen Menschen das Gefühl der Zuneigung entgegenbringen.
Und wir wollen fließen, solange wir leben.

Epilog

Nun geht unsere gemeinsame Reise zum Thema Wasser allmählich dem Ende zu.
Was haben Sie auf dieser Reise entdeckt?
Sie haben sicher eine ganz individuelle Antwort auf diese Frage gefunden.
Das Wasser weiß alles. Es kennt einen Weg, glücklich zu leben, die Bedeutung der Liebe zur Natur und die Richtung, in der die Menschen weitergehen sollten…
Wenn wir zum Wasser zurückkehren, werden wir zu unserer individuellen Antwort geführt.

Wasser ist Leben

Der britische Biophysiker Dr. James Lovelock hat die Gaia-Theorie vorgestellt, nach der die Erde ein einziger, großer Organismus ist. Die Umwelt auf der Erde wird konstant gehalten, damit die Lebewesen gut dort leben können. Die Menge an Sauerstoff in der Atmosphäre beträgt fast überall konstant zwanzig Prozent. Das ist in der Tat ein wunderbares Gleichgewicht. Die Pflanzen produzieren durch die Photosynthese Sauerstoff, die Tiere atmen Kohlendioxid aus. Die Erde ist fähig, dieses Gleichgewicht zu erhalten. Außerdem sorgt dieses Gleichgewicht in der Atmosphäre dafür, dass die Temperaturen auf der Erde im Wesentlichen gleich bleiben. Das Gleiche stimmt für unsere Körpertemperatur, sie bleibt unverändert, obwohl sich die Außentemperaturen je nach Jahreszeit ändern. 3,5 Millionen Jahre nach der Geburt der Lebewesen hält die Atmosphäre die Temperatur auf der Erde so konstant, dass man dort leben kann, obwohl die Sonne immer heißer wird. Die Erde ist tatsächlich ein Organismus. Und was hat nun der

Erde Leben verliehen? Natürlich ist es das Wasser. Das Wasser hat die Pflanzen hervorgebracht, den Sauerstoff produziert, die Tiere geschaffen.
Dieser Tage aber ist – wie Sie sicher wissen – dieses Gleichgewicht gestört. Der Mensch verändert sogar das Gleichgewicht in der Atmosphäre.

Wasser ist schön

Die Eisklumpen aus dem fernen Weltall schweben auf die Erde herunter – das ist der Anfang. Alle Lebewesen werden daraus geboren und alles, was auf der Erde wächst, hat aus diesen Eisklumpen seinen Anfang genommen. Die von den Menschen aufgebaute Zivilisation sowie das Leben jedes Einzelnen – alles wurde daraus geboren.
Auch jegliche Schönheit ist daraus entstanden.
Die Natur leuchtet in allen Farben – ein grüner Teppich breitet sich über die Erde, und wenn sich ein Vorhang aus Regen darüber legt und die goldene Sonne zwischen den Wolken hindurchbricht, wölbt sich im Himmel ein Regenbogen.
Das Panorama im Meer – je tiefer man taucht, desto dunkler werden die Blauschattierungen. Auf der Wasseroberfläche tanzt das Licht und malt Muster auf das Seegras und die Korallen, die bunten Fischschwärme ziehen fröhlich vorbei.
Das sind Kunstwerke.
Auch die Wasserkristalle sind eines – das Funkeln einer wertvollen Perle, ornamentale Schnitzereien, die sich ausbreitende Pracht eines Rokoko-Lüsters.
Eine Arbeit, die kein Künstler anzufertigen vermag, hat die Natur ganz einfach vollendet.
Das ist kein Zufall. Hier gibt es einen klaren Willen, einen großartigen Plan, dazu braucht man unbegrenzte Tatkraft.
Wer hat sich wohl so etwas ausgedacht?

Einer der ersten Genforscher, der emeritierte Professor Murakami Kazuo von der Tsukuba Universität, nennt diesen Schöpfer »etwas Großes« (engl. something great). Eine Existenz, die diese riesige Menge an genetischer Information (eintausend Bände mit jeweils eintausend Seiten) in jede der sechzig Milliarden Zellen eines Körpers eingetragen hat. Ein Schöpfer, der die kosmische Ordnung geschaffen hat und für ihren geregelten Ablauf sorgt.
Das Wasser ist durch den Willen einer solchen Existenz dieser Erde gegeben worden.
Um auf dieser Erde die Schönheit zu verwirklichen.

Wasser ist ein Spiegel

Es spiegelt die Seele des Menschen. Spricht man das Wort »Danke« aus, spiegelt es dieses Wort wider und bildet einen feinen Kristall aus; empfindet man ein Gefühl der Dankbarkeit, reflektiert es dieses Gefühl und zeigt einen prachtvollen Kristall.
Wenn sich die Seelen der Menschen, die auf Erden leben, trüben, so trübt sich natürlich auch das Wasser auf der Erde.
Inzwischen gibt es nur noch wenig sauberes Wasser auf der Erde. Es wird angenommen, dass von Menschen nutzbares Wasser immer seltener werden wird.
Es fällt vergleichsweise wenig Wasser in Form von Regen oder Schnee zu uns herab und lässt sich auch nutzen. Das glauben Sie vielleicht nicht, aber das meiste Wasser auf der Erde ist salziges Meereswasser und das meiste Süßwasser gefriert auf den Eisbergen und dem Gebirge.
Auch das Wasser aus Flüssen und Seen lässt sich nicht vollständig verwenden. Von dem Süßwasser, das sich schließlich ins Meer ergießt, wird nur ein Drittel zu unserem Trinkwasser. Es heißt, dass dieser Teil nur ein Zehntausendstel von allem Wasser auf der Erde ausmacht.

Es wird immer ernster. Die Bevölkerung nimmt immer mehr zu. Und dazu kommt, dass das unterirdische Wasser, das bisher unser Sicherheitsnetz war, nun auch schon ernsthaft verschmutzt ist. Die Verschmutzung des Wassers ist die Verschmutzung der Seele. Wir müssen uns selbst ändern – anders können wir das Wasser nicht wieder zum Leben erwecken.

Wasser ist Gebet

Das Wasser als Gebet ist der Erde gegeben und wird auch weiterhin der Erde gegeben werden.

Was für ein Gebet ist das?

»Dass das Leben geboren werde, atme, auf der Erde Wurzeln schlage. Dass die Natur geordnet sein möge, das Leben trage und einen Kreislauf durchlaufe. Dass ein mit Intellekt ausgestatteter Mensch geboren, eine Zivilisation aufgebaut und die Erde beschützt werde; dass Liebe, Dankbarkeit und Frieden verbreitet werden.«

Warum hat das Wasser, dem die Worte »Liebe und Dankbarkeit« gezeigt worden waren, einen solch schönen Kristall ausgebildet? Weil die Natur das ist, was das Gebet geschaffen hat.

Das Gebet, das ist der wahre Charakter des Menschen. Egal welcher Nation, es gibt keinen Menschen, der nicht die Gabe des Betens besitzt. Auch in der heutigen Zeit der angeblichen Allmächtigkeit der Wissenschaft beten wir. Wenn unser eigenes Kind operiert werden muss, wenn unser Geliebter/unsere Geliebte in der Ferne und doch in unserem Herzen weilt…

Das Wasser wurde uns als Gebet gegeben, es brachte die Lebewesen hervor und die Menschen, die an der Spitze der Schöpfung stehen, beten jetzt für das Wasser.

Die Menschen sind wohl ursprünglich, auf dieser Erde entstandene Kristalle.

Auch deshalb haben sie die Aufgabe, die Erde und das Wasser zu beschützen.

Der erste Schritt dazu beginnt damit, das Gebet wieder aufzunehmen.

Das Wasser sind Sie

Die Antworten des Wassers kennen Sie alle.
Wenn Sie anfangen zu fließen, so beginnt alles Wasser zu fließen.
Und dann geschieht etwas Wunderbares.
Der Ring aus Liebe und Dankbarkeit schließt sich über die Meere hinweg,
Gedanken des Friedens und der Harmonie erfüllen die Erde bis in die letzten Winkel.
Unaufhaltsam, ohne stillzustehen, wollen wir fließen.
Gischt aufwirbelnd wollen wir immer weiter fließen.
In die Zukunft, ins Universum hinein.

Anhang

Literatur und Internetadressen

Alan Roubik: www.roubikrecords.com

Findhorn: www.flowerenergy.de

Eileen Caddy: Königreich des Lichts; Herzenstüren öffnen, Greuthof Verlag

Marianne Williamson: Rückkehr zur Liebe, Goldmann Verlag

Rachel Carson: http://members.aol.com/rcconcil/ourpage
Der stumme Frühling, Beck'sche Reihe

Teruo Higa: Effektive Mikroorganismen (EM), OLV Organischer Landbau Verlag
Die wiedergewonnene Zukunft, OLV

Franz Peter Mau, Ernst Hammes (Hrsg.): EM, Goldmann Verlag

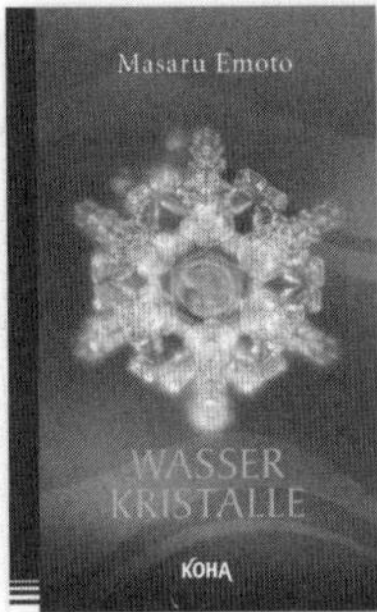

Masaru Emoto
Wasserkristalle

Tb., 160 Seiten + 16 Seiten Farbtafeln
ISBN 978-3-936862-90-4

Masaru Emoto begann Mitte der achtziger Jahre, die energetische Struktur des Wassers zu erforschen. Er fotografierte erstmals die Kristalle von gefrorenem Wasser. Unter schwierigsten Bedingungen entstanden atemberaubende Aufnahmen. Die überwältigende Resonanz auf seinen Bildband »Die Botschaft des Wassers« veranlasste den Autor, Fragen, die ihm häufig gestellt wurden, in diesem Buch zu beantworten. Er lädt uns ein, das »selbstverständliche« Element Wasser aus ungewohnten Blickwinkeln zu betrachten. Anhand vieler Bilder erklärt Masaru Emoto, was das Wasser uns sagen kann und wie es beeinflusst wird.

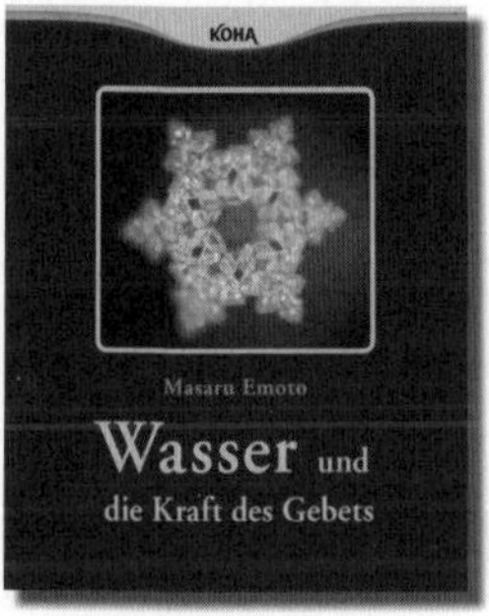

Masaru Emoto
Wasser und die Kraft des Gebets

TB- XL, 160 Seiten
ISBN 978-3-86728-125-6

Nach Jahren intensiver Beschäftigung mit dem Element, das für unser Leben unverzichtbar ist, weiß Masaru Emoto mit Sicherheit: Gedanken und Worte verändern das Wasser und die Welt! Und: Gebete bewegen die Wasserkristalle dazu, sich zu feinsten »Mandalas« zu formen, die zum Meditieren anregen – ja, Gebete bergen das Potenzial, uns eine gute Zukunft zu schaffen! In diesem Buch zeigt er anhand wunderschöner Aufnahmen die Verwandlung des Wassers und beweist damit, welch eine heilsame Macht in den Schwingungen der Liebe, der Dankbarkeit und des Respekts verborgen liegt.